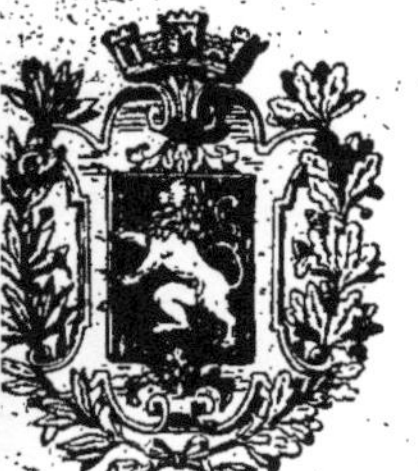

Dʳ Georges ARIBAUD

ACTINOMYCOSE

DU FOIE

LYON
A.-H. STORCK, ÉDITEUR
1897

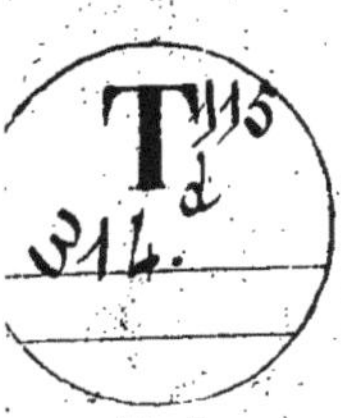

Dʳ Georges ARIBAUD

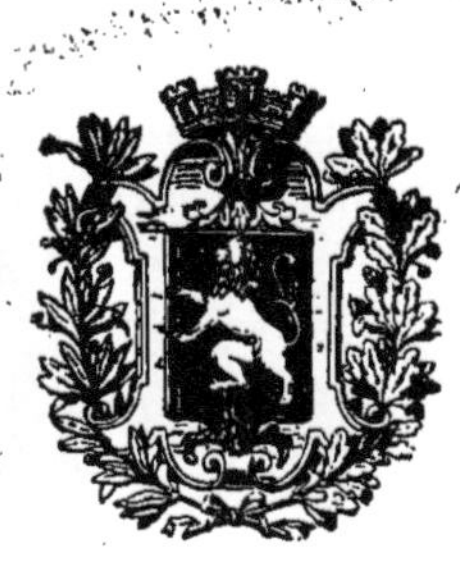

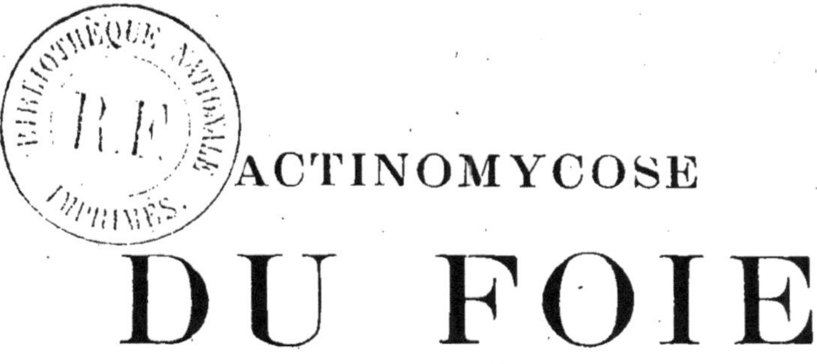

ACTINOMYCOSE
DU FOIE

LYON

A.-H. STORCK, ÉDITEUR

1897

AVANT-PROPOS

Nous devons remercier ici M. le professeur Poncet qui nous a toujours montré la plus grande bienveillance pendant le cours de nos études et qui a accepté la présidence de cette thèse faite sous son inspiration.

Nous devons remercier aussi MM. les professeurs Bard et Teissier de la bienveillance de qui nous avons toujours eu à nous louer.

Nous n'oublierons pas M. le docteur Sallès, chef de clinique médicale, à qui nous devons une bonne partie de notre instruction clinique.

Nous remercions aussi M. le docteur Bérard qui nous a aidé dans la rédaction de cette thèse, ainsi que nos vieux camarades MM. les docteurs Dimoux-Dime et Guinet qui ont traduit une partie des ouvrages que nous citons.

INTRODUCTION

L'actinomycose est une affection parasitaire commune à l'homme et aux animaux herbivores ou omnivores (les bovidés principalement) et causée par la végétation à l'intérieur de l'organisme d'un champignon, l'actinomyces.

On admet que l'actinomyces vit en parasite sur certaines plantes, le blé et l'orge notamment. De là sa fréquence chez les animaux herbivores et la localisation habituelle aux mâchoires et dans les parties voisines.

Chez l'homme la maladie est d'origine végétale le plus souvent, rarement transmise par des animaux déjà contaminés ; on a observé aussi la contagion d'homme à homme.

La transmission du germe morbide peut se faire par la chair des animaux malades ; on a incriminé aussi le lait et les œufs sans argument bien probant.

L'infection peut se faire par une solution de continuité du tégument externe ou des muqueuses.

Le plus fréquemment c'est par une lésion de la muqueuse buccale que se fait l'invasion.

Souvent aussi le microorganisme traverse la cavité buccale sans s'y fixer et va former des colonies en différents points du tube digestif. Ponfick et Soltmann ont montré que l'œsophage pouvait servir de porte d'entrée à l'infection des organes thoraciques.

L'infection peut se faire encore par la paroi stomacale comme A. Grill en rapporte un cas.

Le même auteur, qui a réuni 107 observations d'actino-mycose abdominale, en compte trois dans lesquelles on ne peut indiquer sûrement la porte d'entrée, six dans lesquelles l'invasion se fit par l'intestin grêle, dix-huit par le cœcum et l'appendice, vingt-cinq dans lesquelles on observa de la péri ou de la paratyphlite, huit où l'infection débuta par le côlon, sept où elle débuta par le rectum ; dans les autres cas on n'a pas pu déterminer exactement le lieu de l'infection primitive.

L'infection peut se faire par les voies respiratoires et débuter par le pharynx (Kündler), les bronches (Canali), ou le poumon.

Elle peut encore se faire par la peau, soit aux mains, soit à la face.

Comme on le voit par la statistique de Grill, la localisation primitive sur le tube digestif est assez fréquente. C'est celle qui nous intéresse le plus, car comme on le verra par les observations citées plus loin, c'est elle qui donne le plus souvent naissance à une infection secondaire du foie.

LOCALISATIONS DE L'ACTINOMYCOSE
SUR LE FOIE

La plupart des auteurs ne font que signaler incidemment l'actinomycose du foie, à propos d'autres manifestations. Brodier (dans le traité de chirurgie de A. Le Dentu et Pierre Delbet, 1896) mentionne seulement la possibilité d'extension de la maladie du poumon au foie à travers le diaphragme et de l'intestin au foie soit par continuité soit par voie veineuse.

Ménétrier (Actinomycose, dans le *Traité de médecine et de thérapeutique* de P. Brouardel, A. Gilbert et J. Girode) lui accorde une mention spéciale et cite cinq cas, de Langhanns, Ève, Taylor, Van der Strœten et Baumgarten. G.-H. Roger (actinomycose. Dans le *Traité de médecine* de Charcot, Bouchard et Brissaud, 1891) remarque que le foie peut être primitivement atteint.

Baumgarten dit que le processus peut s'étendre de l'intestin au foie, sans que l'intestin guéri garde autre chose qu'une petite cicatrice.

Voici l'opinion du docteur Choux à cet égard :

« Parmi les viscères abdominaux, le foie peut être primitivement atteint. Après une période obscure dans laquelle le malade se plaint de douleurs dans l'hypocondre droit, on constate que l'organe hépatique est volumineux, et offre un ou plusieurs nodules saillants. La constipation est la règle à ce moment de la maladie. Au bout d'un temps variable, il se produit de l'œdème au niveau de la paroi abdominale et le foyer s'ouvre par des trajets fistuleux d'où s'écoule un liquide séreux ou purulent.

« Ajoutons que dans les actinomycoses secondaires, l'actinomycose hépatique est une des plus fréquentes, la veine porte amenant au foie des fragments actinomycosiques détachés du foyer primitif, qui pullulent dans son parenchyme avec d'autant plus de facilité que la glande hépatique réalise mieux les conditions d'anaérobiose, favorables, comme on sait, à la végétation de l'actinomyces (?) »

Nous aurons donc à étudier l'actinomycose primitive du foie et l'actinomycose secondaire. Nous rangerons parmi les cas primitifs tous ceux dans lesquels le foie a paru atteint avant les autres organes. Pour chacun de ces cas, nous aurons à examiner si la localisation sur le foie était réellement primitive ou si elle n'était pas secondaire à une affection d'un autre organe passée inaperçue.

ÉTIOLOGIE ET PATHOLOGIE

Dans l'introduction nous avons rapidement exposé quelle est la cause de l'affection, l'actinomyce s ou champignon rayonné, et de quelle façon ce parasite peut s'introduire dans l'organisme.

Nous parlerons des causes prédisposantes en étudiant les observations. Nous allons seulement discuter ici par quelles voies le champignon une fois introduit dans l'organisme peut gagner le foie.

Choux, que nous avons déjà cité à propos des localisations primitives de l'actinomycose sur le foie, admet la propagation de la maladie par voie veineuse. Il admet aussi la propagation par continuité.

« Dans ses localisations abdominales, dit-il, soit primitives, soit secondaires, l'actinomycose peut déterminer des adhérences intimes des anses intestinales entre elles et avec les autres viscères abdominaux : elle peut intéresser le foie, les trompes, les ovaires, le rein, la vessie, etc. » Il n'admet pas la voie lymphatique.

« L'actinomycose peut occasionner des abcès métastatiques et des adénites qui sont dus aux microbes pathogènes qui ont envahi l'organisme concurremment au champignon. Celui-ci est de trop grande dimension pour se propager par les voies lymphatiques. »

Karl Partsch partage cette opinion : « S'il y a du gonflement des ganglions lymphatiques dans l'actinomycose, d'après l'expérience acquise jusqu'à maintenant, il faut le regarder comme simplement inflammatoire et l'attribuer à la suppuration concomitante. L'actinomycose par elle-même ne fait pas de métastases dans les ganglions lymphatiques, fait surprenant pour une maladie infectieuse et peu remarqué jusqu'à présent. C'est ce qui explique la possibilité de guérir définitivement la maladie, si l'on peut détruire le foyer primitif.

Hugo Langstein dit à peu près la même chose : « Il est hors de doute d'après les observations réunies jusqu'à ce jour que l'actinomyces se propage de tissu à tissu, et il n'est pas vraisemblable qu'il suive les vaisseaux lymphatiques.

« Il paraît trop gros pour cela et jusqu'à présent on n'a pas pu trouver d'infection ganglionnaire actinomycotique. S'il y a du gonflement ganglionnaire, c'est un simple phénomène concomitant, et en cas de suppuration, on ne trouve pas l'actinomyces. En revanche, on observe nettement la propagation par les vaisseaux sanguins. »

Le même auteur dit que l'actinomycose du poumon peut se propager à l'abdomen en traversant le diaphragme.

Il admet aussi la propagation par continuité de l'actinomycose intestinale au foie.

« Le champignon traverse la muqueuse et forme bientôt des adhérences fermes avec les environs. Dans ces adhérences, on trouve de plus gros abcès à contenu actinomycotique, ou bien les anses intestinales sont réunies par des

masses charnues dans lesquelles le champignon se déve-
loppe sous forme de petits foyers.

« Ainsi une anse intestinale peut être soudée à une
autre, et elles peuvent être entourées d'une masse de tissu
conjonctif.

« L'intestin peut adhérer au foie, à la rate, à la vessie,
aux organes génitaux. »

Langstein parle aussi de la propagation par voie veineuse

« La marche de la maladie est beaucoup plus rapide,
s'il y a des métastases. Dans le cas d'actinomycose de la
paroi abdominale, on en trouve dans le foie. La propagation se fait sur le trajet de la veine porte, etc. »

Koranyi de Budapest admet également la propagation
de l'actinomycose de l'intestin et du poumon au foie.

D'après lui, le processus « venant de la paroi postérieure du cœcum ou du côlon ascendant, attaque le
tissu rétropéritonéal en contournant le revêtement péri-
tonéal du gros intestin. Il se forme de gros abcès irréguliers qui envahissent les reins et le foie, etc. »

« Il y a de nombreuses métastases dans le territoire de
la veine porte ; elles peuvent de bonne heure traverser le
foie, où elles montrent tous les stades de leur développement. »

Il est encore une voie que le champignon pourrait
suivre dans l'envahissement de l'organisme, la voie artérielle.

Cette voie a servi indirectement à sa propagation au
foie dans un cas d'Israël que nous rapportons plus loin.

« La marche de l'extension du champignon, dit cet
auteur, à partir du foyer pulmonaire primitif, et le mode

de généralisation dans l'organisme ont été mis en évidence par l'examen microscopique. D'abord les voies lymphatiques du lobe pulmonaire et les lymphatiques de nouvelle formation des adhérences pleurales ont absorbé les spores du champignon sous forme d'agrégats de petits grains semblables à des microcoques.

« Du système lymphatique, ils sont passés dans le système sanguin et du sang artériel, se sont perdus dans les organes atteints par métastase, à l'exception du foie.

« ..... Dans le foie, le processus s'éloigne de la forme décrite jusqu'ici. Là l'embolie est du côté de la veine porte. »

Nous voyons qu'Israël contrairement aux auteurs cités précédemment admet la possibilité de la propagation par les voies lymphatiques (1). Il admet aussi la propagation par les voies artérielles, mais non directement pour le foie, dans le cas particulier qu'il discute. Là le champignon aurait gagné la rate par la voie artérielle et de la rate, le foie par la voie veineuse.

Pour Koranyi l'infection par voie lymphatique est extrêmement rare, si tant est qu'elle existe.

Nous voyons d'après cela que l'on peut admettre quatre voies de propagation de l'actinomycose au foie :

I. — Par continuité, dans ce cas l'affection du foie peut

______

(1) L'importance de cette voie est aujourd'hui indiscutable, ainsi que l'ont démontré Pawlowsky et Maksoutow dans leur travail sur la phagocytose dans l'actinomycose ; plusieurs figures de leur mémoire représentent des éléments parasitaires englobés partiellement ou en totalité par des leucocytes. Il ne saurait donc être admis que les dimensions de l'actinomyces sont trop considérables pour lui permettre l'abord des vaisseaux lymphatiques. En réalité jusqu'à présent la majorité des auteurs qui ont nié la propagation par la voie lymphatique ont déduit *a priori* cette conclusion de la rareté ou même de l'absence habituelle de l'adénite de voisinage des foyers d'actinomycose. (BÉRARD.)

être secondaire : *a)* à une affection du tube digestif ; *b)* à une affection pulmonaire ;

II. — par voie veineuse ;

III. — par voie artérielle ;

IV. — par les lymphatiques.

Nous classerons nos observations d'après la voie d'invasion et nous citerons en dernier lieu celles où la voie d'invasion n'est pas connue, et les cas d'actinomycose primitive du foie.

OBSERVATIONS

I. — Actinomycose du foie venant par contiguité du tube digestif

(Observation tirée de la thèse d'Hinglais)

1. — Observation VII de Barth
(citée par Grill)

Fille de vingt-cinq ans. Paratyphlite. Abcès au niveau de la crête iliaque droite, mort.

Autopsie : Appendice rabattu en arrière et en haut. A la pointe on voit des cicatrices déchiquetées, pigmentées, couleur ardoisée, d'où part un cordon œdémateux dur, se rendant à un abcès qui envahit le foie et le rein.

(Observations tirées de la thèse de Grill)

2. — Observation de Partsch

Teinturier, trente-deux ans. Diagnostic clinique : abcès périyphlique avec ouverture au dehors. Opération. Péritonite généralisée, abcès du foie, fausses membranes entre l'estomac, le foie et le rein droit, muqueuse intestinale intacte.

3. — Observation de Hoeffner

Homme de soixante ans. Abcès dans l'hypocondre droit. Incision, formation d'une fistule. Grains d'actinomycose dans les crachats. Autopsie. Vraisemblablement infection du côlon transverse dans les environs du foie, et envahissement de celui-ci et ensuite des poumons.

4. — Observation d'Ulmann

Mécanicien, cinquante-deux ans. Il y a un an, symptômes de pérityphlite.

Depuis huit jours, abcès étendu du rebord costal à l'ombilic.

Incision au bout de sept semaines. Mort à la suite de grands frissons et de diarrhée.

Autopsie. — Côlon ascendant et partie supérieure du duodénum sont unis avec le foie et la paroi abdominale. Derrière le côlon ascendant, foyer de pus semblable à du purin, étendu du rein droit à l'os iliaque droit. La muqueuse du côlon dans les environs du coude porte une perforation au milieu d'un épaississement calleux. Dans le foie quelques abcès.

5. — Observation *tirée de la thèse de Donalies*

Cas X. Richard Spotter, trente ans, propriétaire.

Antécédents. — Le malade était doué autrefois d'une bonne santé et d'une vigoureuse constitution, et jusqu'au 8 décembre 1892 n'avait pas eu de maladie importante. Depuis ce jour il prit une douleur que le médecin traitant prit pour une inflammation du cœcum. Contre les douleurs violentes dont le patient était tourmenté, on employa l'opium à haute dose qui amena quelque soulagement. Mais plus tard apparurent des douleurs plus étendues, dans le dos et le côté droit, de telle sorte que le médecin pensa à une inflammation des poumons. Pendant cinq semaines le patient garda le lit et ses douleurs s'améliorèrent jusqu'à ce qu'il pût quitter la chambre au milieu de février. Il se remit d'une façon si surprenante qu'il parut complètement guéri.

1er avril 1893. — Il leva une lourde voiture et peu de jours après il sentit de nouveau de violentes douleurs dans l'abdomen. Il se confia encore aux soins de son médecin ordinaire. Son état empira de jour en jour. Son épine dorsale commença à le faire souffrir et à se courber. A la hauteur des mamelons, on vit apparaître puis disparaître des tumeurs noueuses.

Le *16 juillet*, il se rendit ici à la clinique médicale, d'où après quelque temps on l'envoya en chirurgie. L'abdomen présentait alors une enflure diffuse de consistance assez dure dans les aines. On entreprit une opération là-dessus dans la clinique du professeur D^r von Bramann.

On fit dans les deux plis inguinaux, et parallèlement à leur direction, une incision qui de chaque côté commençait en haut à 2 ou 3 centimètres de l'épine antéro-supérieure et avait à droite une longueur de 8 centimètres et à gauche une longueur de 10 centimètres. L'incision donna issue à un pus abondant dans lequel on trouva le champignon pathognomonique.

La plaie fut munie d'un drain placé de haut en bas. Ensuite on fit dans la région lombaire, à droite de la colonne vertébrale et juste à côté, une contre-ouverture parallèlement à la direction du rachis qui commençait à 2 centimètres au-dessous du scapulum et avait une longueur de 20 centimètres environ. De cette plaie sortit une grande masse de granulations mêlées de pus. La plaie fut diminuée par une suture et on plaça des drains.

L'état du patient fut d'abord meilleur. Il se fit une abondante sécrétion par les incisions.

En *octobre*, l'état du patient empire de jour en jour.

L'affaiblissement entraîne la mort le 18 octobre 1893,

Procès-verbal d'autopsie du 9 octobre 1893

A l'ouverture de la cavité abdominale, il s'écoulé une sérosité trouble, fétide, d'apparence puriforme. Le grand épiploon recouvre comme un tablier les anses intestinales, il est çà et là légèrement recouvert de pus et relié aussi bien à la paroi qu'à l'intestin sous-jacent par des adhérences récentes, faciles à rompre.

Le foie dépasse à peine les fausses côtes d'un demi-travers de doigt.

Le liquide séro-purulent dont on a parlé se trouve dans la cavité abdominale en une quantité de 500 centimètres cubes environ.

Le diaphragme remonte à gauche au quatrième espace intercostal et à droite au troisième.

A l'ouverture de la cavité thoracique les deux poumons se montrent seulement moyennement affaissés.

Le gauche est complètement libre d'adhérences, le droit au contraire, notamment sur le lobe supérieur et une partie du lobe inférieur, a de nombreuses adhérences.

Le mésentère est très riche en graisse. Les ganglions sont légèrement hypertrophiés et pâles à la coupe.

Les intestins sont çà et là très légèrement collés ensemble.

Il y a de fortes adhérences de vieille date entre le processus vermiformis et une partie du côlon ascendant (à la rupture de celle-ci se forme dans le côlon ascendant une petite perforation arrondie) et entre le coude droit du côlon et le foie.

L'intestin renferme dans ses parties supérieures, un contenu liquide légèrement coloré par la bile, plus bas des matières plus pâteuses.

La muqueuse est intacte et seulement dans les environs de la perforation artificielle sus-mentionnée, d'une pigmentation ardoisée. L'appendice vermiforme est quelque peu hypertro-

phié et contient un amas de matières fécales durcies, de forme
ovale allongée avec une partie superficielle plus molle et un
noyau plus dur. La muqueuse est épaissie et d'une pigmentation ardoisée.

Le duodénum est coloré par la bile. Le canal cholédoque est
suffisamment perméable.. Dans l'estomac se trouve un contenu
très abondant, fluide, de coloration bilieuse.

La muqueuse de l'estomac montre un grand nombre de places
irrégulières où manquent les couches supérieures de la
muqueuse.

Les capsules surrénales et le pancréas n'offrent rien d'anormal.

Le foie est de grosseur normale et fortement relié au péritoine
pariétal surtout dans la région du lobe droit. Là se présentent
des masses calleuses très dures. Près du foie, juste sous le diaphragme, un drain a pénétré par une des incisions du dos. La
consistance du foie est moyenne. A la coupe, il est sanglant et
montre de nombreuses infiltrations graisseuses.

Dans la capsule du lobe droit on voit de nombreuses hémorrhagies punctiformes, ou un peu plus grandes. On en trouve de
pareilles en moindre nombre sur le lobe gauche, mais là aussi
pénétrant dans les couches supérieures du parenchyme. Dans
la vésicule se trouve de la bile liquide, jaune verdâtre.

6. — Observation III de Zemann

Vingt-trois ans, tailleur, commencement de la maladie il y a
neuf mois environ par des gonflements de l'abdomen sans
mouvement fébrile et sans vomissements ; selles tous les vingt
jours. Les deux bras sont fixés en flexion. De l'épine iliaque
antéro-supérieure droite, part une tumeur dure qui va obliquement en bas jusqu'au creux inguinal ; on y distingue, dans le
milieu du ligament de Poupart une place déprimée et un peu
plus molle. A l'ouverture, il s'écoule un pus très liquide, non

mêlé de débris ; il n'y a pas de communication avec l'intestin et d'écoulement de matières. On ne trouve pas de grains.

Mort dans l'épuisement.

A l'autopsie on voit à trois travers de doigt au-dessus de l'épine iliaque antéro-supérieure, une vaste caverne qui s'étend latéralement et postérieurement du côlon transverse d'un côté jusqu'au foie, d'un autre côté jusque dans le petit bassin.

Cette poche est remplie d'un pus fluide et a des parois en parties dures et lardacées, en partie revêtues de granulations suppurantes. Les anses d'intestin grêle sont entourées d'une gelée grise infiltrée de pus et de sang dans laquelle sont suspendus des grains jaunes. A la surface interne de l'iléon et du cœcum, on voit des foyers en partie muqueux, en partie sous-muqueux, qui contiennent une masse tremblotante et quelques grains. Les couches de l'intestin dans les environs sont irrégulièrement rongées et détruites par la suppuration.

7. — Observation de Harley

Le second cas d'actinymose se présenta à la fin de la même année 1884 dans le service du Dr Harley. Le foie était l'organe le plus profondément atteint, mais il y avait en outre un abcès de l'appendice vermiforme, d'où une traînée de suppuration s'étendait jusqu'au foie. La lésion du foie est dans ce cas moins avancée que dans le cas précédent (1) ; il y a une grosse tumeur actinomycosique d'environ 3 pouces 1/2 à 4 pouces 1/2, dans la partie postéro-supérieure du lobe droit. La masse est composée d'une charpente alvéolaire de tissu fibreux dont les mailles sont remplies de leucocytes qui entourent les minces particules du parasite. Ça et là on voit, dans les organes entourant le foie, d'autres foyers agglomérés de différentes grandeurs et semblables à ceux dont le gros abcès n'est qu'une agglomération.

(1) C'est le cas de Bristowe que nous rapportons plus loin.

8. — Observation II de Zemann

Un orfèvre de dix-huit ans souffrait depuis dix mois avant sa mort de douleurs dans la fosse iliaque droite, où apparut au bout de deux mois une tumeur de la grosseur d'un œuf qui à l'incision répandit du pus. Quatorze jours plus tard il se forma une tumeur un peu plus petite dans la région hypogastrique gauche, qui s'ouvrit spontanément. En plus des fistules qui partaient de là, il y en avait d'autres qui s'ouvraient également en dessous de l'ombilic et qui communiquaient avec les premières. Pas de fièvre, bon appétit, selles régulières. La sécrétion purulente du côté gauche se mélangea plus tard de matières fécales et la mort arriva par épuisement général. A l'autopsie, on trouve dans le lobe supérieur droit une tumeur plus grosse que le poing dont la surface de coupe présente un réseau de tissu fibreux dur, blanc grisâtre, au milieu duquel se trouvent des travées assez épaisses, des dépressions et des fissures remplies d'un pus épais, floconneux, et des grains caractéristiques. A cette grosse tumeur se termine par derrière une vaste caverne étendue du bord inférieur du foie à l'extrémité inférieure du rein droit, et limitée de tous côtés.

II. — Actimomycose du foie; invasion par foie veineuse

9. — Observation V de Zemann

Femme de cinquante ans, journalière. Depuis mars 1883 douleurs perçantes dans le ventre, gonflement, douleur continue. Peu de temps après, se montra une petite tumeur dans la région ombilicale ; elle se rompit et répandit un pus peu fluide. La malade s'alanguit de plus en plus, a de temps en temps de la diarrhée, et meurt six mois après le commencement de son affection.

A l'autopsie la paroi abdominale se montre traversée de nombreux trajets fistuleux et abcès qui sont remplis de pus floconneux ; à d'autres endroits elle est traversée par du tissu calleux. A l'intérieur elle est unie, tantôt fortement, tantôt par des adhérents lâches, avec l'épiploon et l'intestin, de même les anses intestinales sont soudées entre elles.

Quand on détruit ces adhérences, il s'ouvre des abcès enkystés de volume assez considérable, gonflés du même pus floconneux, de même entre la paroi abdominale du côté droit, le côlon et le cœur, entre les anses intestinales et la symphyse, la face convexe du foie et le diaphragme. Le plus grand cependant du volume d'une tête d'enfant, constitue une poche fluctuante à l'intérieur du mésocôlon. La peau du ventre est généralement terne, épaissie, garnie d'indurations noueuses, blanc jaunâtre, qui montrent à la coupe une charpente remplie de pus épais. On remarque encore de semblables indurations au milieu du parenchyme du foie. Dans toute la longueur de l'iléon, on voit sur la muqueuse un grand nombre de places irrégulières, de la grosseur d'un pois, qui ressemblent à des cicatrices lisses et un peu déprimées. Plus loin d'épaisses callosités qui adhèrent souvent à la paroi des abcès purulents, des foyers enfermés entre les anses intestinales, le long de la paroi de l'intestin, et qui ont détruit la muqueuse perforée comme un crible.

Dans l'espace de Douglas, il y a encore un foyer purulent ; dans la substance corticale du rein gauche, considérablement grossi, plusieurs abcès contenant des grains, de même, foyers disposés en raies entre les pyramides. La muqueuse des calices et du bassinet est très rouge, on y voit des traces d'hémorrhagies. L'utérus est soudé avec ses annexes. Dans l'ovaire gauche, envahi par le tissu calleux, une tumeur de la grosseur d'une noix, qui consiste en un tissu réticulé gris, grossièrement divisé en loges et en bouchons purulents qui occupent ces loges.

(Observations tirées de la thèse d'Hinglais)

10. — OBSERVATION VIII DE BARTH

Homme quarante ans. Pérityphlite. Après deux mois, tumeur du volume du poing adhérente à la paroi antérieure de l'abdomen. Après cinq mois, abcès du foie et abcès rétropéritonéal.

A l'autopsie, le cœcum présente une perte de substance de la grandeur d'une pièce de 50 centimes, communiquant avec la séreuse. Généralisation au foie et aux deux poumons.

11. — OBSERVATION DE SAMTER (Grill)

Femme trente-deux ans. Phénomènes de paratyphlite.
Autopsie : trois tumeurs petites, rondes du cœcum. Perforation de celui-ci. Abcès rétro-péritonéal. L'appendice est pris dans le réseau cicatriciel. Abcès multiples du foie et invasion de la plèvre et du poumon droit.

12. — OBSERVATION DE USKOW

Femme quarante-six ans. Abcès du psoas.
Autopsie : le cœcum est entièrement adhérent à la paroi abdominale. Les parois du cœcum, de l'iléon, de l'S iliaque sont criblées de cicatrices et d'abcès.
Abcès du foie.

13. — Observation de Vassiliew

Homme de quarante-six ans. Infiltration dure de la moitié droite du ventre. Après l'opération il s'est fait des fistules.

Autopsie : Péritonite purulente. Abcès du foie. Adhérence de la plèvre. Pleurésie droite. Fistule de l'ampoule du cœcum. Déformation de la paroi abdominale. La musqueuse cœcale est ardoisée et présente de nombreuses ulcérations à bords décollés. Même phénomènes du côté de la muqueuse de l'intestin grêle et de l'S iliaque.

14. — Observation de Ransom

Homme de cinquante ans. Infiltration pérityphlitique à droite de l'abdomen. Thrombose de la veine iliaque externe. Perforation près de l'E. I. A. S.

Mort après six mois.

Autopsie : l'appendice est tordu, perforé et fixé. Derrière le cœcum un abcès qui remonte jusqu'au rein. Abcès métastatiques du foie.

(Observations tirées de la thèse de Grill)

15. — Observation de Heller-Borgum

Cordonnier, trente-neuf ans, atteint d'actinomycose depuis trois mois, processus dysentérique étendu du gros intestin, trois abcès du foie, ouverture dans la cavité abdominale, péritonite purulente, masses de champignons dans les abcès du foie, le pus de la péritonite et la veine porte. Tuméfaction des ganglions mésentériques.

16. — Observation de Kimla

Homme de vingt-huit ans. Autopsie : Grande perte de substance ulcéreuse de la muqueuse du côlon transverse à bords mal délimités. Ouverture d'un gros abcès du foie sous le diaphragme et dans la cavité pleurale droite. Pyothorax. L'auteur admet une infection du gros intestin.

17. — Observation de Luning et Hanav

Homme de vingt-huit ans. Typhlite antérieure. Tumeur de la grosseur du poing dans le côté droit de l'abdomen, avec infiltration dure. Après deux mois abcès au-dessus du rebord costal droit. Autopsie : Actinomycose primitive du côlon ascendant avec nombreuses perforations et formation d'adhérences. Actinomycose métastatique du foie avec perforation dans une veine hépatique. Abcès métastatiques des deux poumons.

18. — Observation de Samter

Femme vingt-six ans. Abcès dans la région inguinale gauche, incision, drainage par le vagin ; de la fistule s'écoulent du pus et des matières. Nouvel abcès à gauche près du sacrum. Mort après l'apparition d'une péritonite. Tous les organes du bassin sont méconnaissables, réunis les uns aux autres, fixés au sacrum. Le rectum est perforé dans sa partie inférieure. Abcès du foie.

19. — Observation de Schartau

Fille de vingt-huit ans. Sous le rebord costal gauche, abcès gros comme un œuf de poule. Incision. Mort après quinze jours. Le rectum est fortement adhérent au reste des entrailles, et plusieurs fois perforé. Au lobe droit du foie un très gros abcès actinomycotique; à gauche de celui-ci un second foyer en communication avec un abcès cutané.

III. — ACTINOMYCOSE DU FOIE, AVEC VOIE D'INVASION PROBABLE D'ABORD PAR LES LYMPHATIQUES, PUIS PAR LES ARTÈRES.

20. — OBSERVATION DE L. FRIEDRICH

R. G.., vingt-trois ans, a eu la diphtérie dans son enfance, n'a pas fait d'autre maladie, n'est pas encore réglée. Elle a toujours vécu dans la grande ville. Le genre de vie ne présente rien de particulier. De là fin d'août, jusqu'en octobre 1893, la patiente souffrit de vomissements et de douleurs violentes, d'un commencement d'inflammation du bassin, qui fut traité par des applications. Il y avait de l'anorexie et de la constipation. La patiente resta au lit sept semaines. Puis elle put reprendre son travail jusqu'à la fin février, cependant elle ressentait encore dans le ventre des douleurs qui à la vérité s'apaisaient quelque peu de temps, parfois cependant, atteignaient des paroxysmes violents. Dans le cours de février il se forma au niveau du nombril une tumeur de la grosseur d'un œuf environ, rouge, fluctuante, qui s'ouvrit d'elle-même et laissa échapper beaucoup de pus. La patiente s'alita de nouveau.

Le médecin ordonna des compresses *Carbolwaser*, des pilules contre la constipation. Comme l'abcès rompu s'ulcérait et s'étendait toujours de plus en plus sur la paroi abdominale et que, en même temps, la diminution des forces devenait considérable, la patiente demanda l'aide de la Clinique le 6 septembre 1894. Voici les résultats de l'examen à cette époque.

La malade est d'une taille remarquablement petite (seulement
1 mètre 34) mais assez bien proportionnée, l'aspect est
infantile et le poids de 40 *Pfund*, anémie considérable, atrophie
remarquable du pannicule graisseux et de la musculature.
Température : 37°2, pouls 112, respiration 28. Grande débilité,
voix sourde, entrecoupée. Dents complètement cariées et
ébréchées.

Stomatite, fétidité de l'haleine. Les gencives saignent facilement, thorax symétrique, plat, espaces intercostaux larges,
déprimés, creux sus et sous-claviculaires profonds, surtout à
gauche. Respiration affaiblie, l'affaiblissement n'est marqué
nulle part ; râles fins, diffus, isolés, non caractéristiques,
petits et moyens.

Cœur normal, pouls petit, dépressible, égal et régulier.
Abdomen fortement tendu, spontanément et à la pression,
douleurs violentes, surtout dans le voisinage de la tumeur
granuleuse fixée comme un champignon à la paroi antérieure
et dans le voisinage de la vessie. La patiente manque complètement d'appétit et vomit fréquemment après le repas. Elle
ressent de vives douleurs à la défécation et à la miction.

La surface antérieure de la paroi abdominale est occupée en
grande partie par deux tumeurs. La première répond à
l'ombilic, qui n'est plus reconnaissable ; elle est pour le
moment plus grosse qu'un œuf de pigeon, fait une saillie
hémisphérique et présente à son bord inférieur une ouverture
fistuleuse d'où suinte une sécrétion fluide. La peau est plissée
en partie au-dessus de la tumeur, d'une coloration rouge
bleuâtre ; à la palpation, la tumeur se montre inégalement
disposée, en grande partie molle et élastique ; à la moindre
pression l'écoulement de la fistule augmente notablement,
présente des flocons plus visqueux et devient plus trouble.
Autour de cette tumeur s'en étend une autre de forme demi-
circulaire, à convexité inférieure, entre la région ombilicale et
la symphyse. Ses dimensions sont transversalement 23 centimètres, longitudinalement 10 centimètres ; elle fait une saillie
de 2 centimètres au-dessus de la paroi abdominale. Sa surface

est formée de granulations en parties recouvertes de pus, en partie libres à l'air, irrégulières, transparentes comme du verre, saignant rapidement, dans lesquelles on trouve de nombreux corpuscules en partie sphériques, d'un blanc jaunâtre, de la grosseur d'un grain de sable à un grain de moutarde, ou plus gros ; à plusieurs endroits du bord de la tumeur on voit de jeunes cellules épithéliales qui gagnent vers le centre. La sécrétion est extraordinairement abondante, presque complètement séreuse, tellement que la patiente vit dans l'idée que toute l'urine s'écoule par la tumeur. L'examen, particulièrement attiré sur ce point, démontre que c'est complètement faux, aucun élément de l'urine ne se trouve dans la sécrétion. On ne trouve pas de communication avec les organes contenus dans l'intérieur de l'abdomen, et une affirmation à ce sujet n'est nullement forcée. Dans le voisinage de la tumeur principale, la paroi abdominale est tendue, lisse et brillante, ou d'une rougeur changeante ; plusieurs petits abcès souscutanés nettement fluctuants de la grosseur d'un pois à une petite cerise. Les parties de l'abdomen accessibles à la percussion et à la palpation paraissent normales; les parties génitales sont infantiles, *introitus virginell*, pas de poils du pubis. Fort œdème circulaire des deux jambes.

Urine claire, pas d'albumine, pas de cellules pathologiques, ni de bactéries. Quantité 450.

On obtient une selle qui ne renferme rien de remarquable macro et microscopiquement.

L'examen microscopique des petits grains de pus fournit, notamment le traitement par les alcalis, de nombreux amas caractéristiques de mycélium des champignons, avec des spores en massues. Ces derniers se trouvent dans une grande masse isolée. Çà et là il y a des bandes de mycélium sans renflements en massue.

Le traitement local consista en compresses humides souvent enouvelées et des onguents. On tâcha de relever l'état général par les soins et la nourriture sans obtenir une amélioration visible. Après six semaines d'observation nous commençons l'usage de la tuberculine, d'abord un milligramme, *pro dosi*, en injection sous-cutanée.

(La dose fut augmentée snccessivement jusqu'à 1 grammc.)

La réaction proportionnellement médiocre est d'autant plus étonnante que plus tard l'autopsie montra dans les poumons de nombreux foyers de tuberculose tant anciens que récents.

L'état général de la patiente se releva de telle façon qu'elle augmenta de poids, la coloration du visage devint meilleure, l'appétit, qui manquait tout à fait au commencement, reparut.

Dans cet état relativement excellent, il ne nous parut plus osé d'entreprendre l'extirpation du reste des granulations de la paroi abdomiuale.

On enleva facilement ce qui restait du côté gauche après anesthésie, le 26 juin 1895, et la guérison suivit par première intention. Mais l'ablation tentée le 24 septembre de la partie de la tumeur située du côté droit montra que des granulations traversant obliquement la paroi conduisaient dans l'intérieur de l'abdomen; l'ablation totale aurait nécessité la résection d'une grande partie de la paroi.

Par suite on renonça à l'opération et on chercha à arrêter la destruction des tissus et la désintégration de la paroi par une suture. L'intestin fut lésé, car cinq jours après cette tentative, s'établit une fistule stercorale, sans aucun signe de péritonite locale ou de trouble de la santé générale. La patiente se remit si bien qu'elle put de nouveau quitter le lit déjà après vingt jours.

Il s'écoula par la fistule des matières fécales en quantité variable, selon les aliments absorbés; en tout cas, la plus grande partie suivit la route normale chaque jour avec régularité.

Le 26 octobre soudainement un frisson parut au lieu de la température vespérale normale auparavant, sans autre signe antérieur d'une nouvelle propagation du processus morbide, avec 39°8. Depuis ce jour la patiente perdit à vue d'œil. Température constamment élevée jusqu'à 40° le soir, violentes douleurs dans l'hypocondre droit, agrandissement de la matité hépatique, sensation d'oppression à l'épigastre et dans la région du foie, déglutition difficile, les forces tombent rapidement et le 14 décembre 1895, mort.

Les résultats de l'autopsie, faite par le docteur Kockel, premier assistant à l'institut pathologique, furent :

Le péricarde contient environ 60 centimètres cubes de sérosité claire. Les deux feuillets sont unis et brillants. Le tissu adipeux sous-péricardique manque complètement.

Cœur gros à peu près comme le poing du sujet. Muscles des ventricules très mous, épais de 0 ^{m}/^{m} 5 à 1 ^{m}/^{m} 5, brun grisâtre, valvules intactes.

Poumon gauche presque adhérent au sommet. A la surface dépression cicatricielle de la grosseur d'une pièce d'un franc. Partout profondément sous la plèvre on sent des nodosités de la grosseur d'un pois.

Tissu interlobaire de consistance augmentée diffusément.

La surface de coupe du lobe supérieur est gris rougeâtre. Le tissu contient de l'air mélangé d'une moindre quantité de sang. Au sommet, foyer de la grosseur d'une cerise, formé par la réunion de foyers caséeux gros comme des pois, dont quelques-uns sont ramollis au centre, et qui montrent entre eux un tissu calleux pigmenté de noir.

Le lobe inférieur, rouge sombre, montre des foyers disséminés, gros comme des lentilles, qui proéminent légèrement au-dessus de la surface de coupe et sont un peu plus pâles que le tissu environnant. Tissu très œdématié, contient seulement un peu d'air. Partout des grains caséeux isolés, gros comme des pois, durs, faciles à reconnaître.

Le poumon droit présente les mêmes lésions, partout des grains caséeux isolés, de la grosseur d'un pois, disséminés dans un tissu pulmonaire contenant de l'air. Œdème marqué du lobe inférieur.

Dans les deux tonsilles traits de cicatrices.

Muqueuse œsophagienne lisse, sans altération pathologique.

Une anse d'intestin grêle, un mètre au-dessus de la valvule, adhère à la paroi abdominale antérieure, à l'endroit où s'est faite l'ouverture.

Plusieurs adhérences existent plus bas entre le grand épiploon et la paroi.

Rate : pulpe sanglante, rouge bleuâtre sombre ; follicules apparents, pas de dégénérescence amyloïde.

Rein gauche : capsule graisseuse très altérée. Organe modérément hypertrophié, surface lisse. Substance corticale gris rougeâtre, avec une structure très altérée. Pas de dégénérescence amyloïde.

Rein droit comme le gauche.

La vessie contient environ 50 centimètres cubes d'urine claire.

Entre la vessie et la symphyse, un peu à droite, cavité peu profonde de la grosseur d'une noix, remplie de pus. Les parois, colorées en rouge sombre, sont formées d'un tissu dur, ayant la consistance du cuir, épais de 2 à 3 millimètres.

Entre cette caverne et l'anse d'intestin grêle adhérente à la paroi abdominale antérieure, on trouve à la place des adhérences une communication suffisante à l'introduction du petit doigt. . . . .

Le foie est gros. Au bord antérieur du lobe droit, juste sur le rebord costal, deux fortes proéminences de la largeur d'une pièce de deux sous, où la capsule est colorée en vert. On y trouve de la fluctuation.

A la coupe de cette place, on arrive dans deux cavernes sinueuses dont la droite est grosse comme le poing, la gauche comme une pomme. Toutes deux sont remplies d'un liquide jaune filant. Dans les environs de ces cavernes, dans le lobe carré, vers le bord antérieur du lobe gauche et vers le bord postérieur du lobe droit, on trouve des groupes confluents d'abcès de la grosseur d'un pois à celle d'une cerise, qui forment à proprement parler une caverne sinueuse.

Le tissu hépatique est brun pâle, ferme ; les acini peu apparents, gris au centre, gris bleuâtre à la périphérie. Pas de dégénérescence amyloïde marquée. Les branches principales et les ramifications de la veine porte sont libres.

La muqueuse stomacale est terne, tuméfiée, couverte de mucosités abondantes, troubles, grisâtres.

L'intestin grêle présente depuis 50 centimètres au-dessous de la fistule, jusqu'à la valvule, une coloration rouge sombre, et une forte tuméfaction de la muqueuse.

La muqueuse du gros intestin modérément tuméfiée est d'un rouge sombre au sommet des plis.

21. — Observation de Hebb

W... H., âgé de onze ans, fut reçu à l'hôpital de Westminster le 10 mars 1886. Il avait souffert auparavant pendant un mois de douleurs dans les membres, de diarrhée, de vomissements et d'état fiévreux.

A l'entrée, les symptômes les plus accentués furent ceux d'induration des poumons et d'épanchement pleural, pour lequel il fut ponctionné deux fois. Peu après des symptômes de pyémie se développaient et le malade mourut le 2 juin. L'examen après la mort révéla des abcès du cerveau et de la méningite, de la pneumonie, une caverne du poumon et de la pleurésie suppurée. Une vaste végétation fut trouvée dans la paroi de l'oreillette droite du cœur et dans le foie un abcès et plusieurs centres de caséification. A l'examen microscopique du foie, on trouva plusieurs cellules pigmentées dont plusieurs formaient les points de départ de filaments radiés.

L'assemblage de ces deux facteurs donnait naissance à l'apparence d'un organisme défini pour lequel on adopta le nom d'actinomycète.

Dans le cerveau et les poumons on ne trouva que des colonies de cocci.

22. — Observation de J. Israel

Elka Jaffé, âgée de trente-neuf ans, de Warsovie, a été reçue le 22 mai 1877 à la section chirurgicale de l'hospice juif de Berlin. Les faits anamnestiques pauvres sont les suivants. Elle est mariée depuis vingt-quatre ans, mère de sept enfants, et n'a fait aucune maladie autre que celle mentionnée plus bas. Les périodes, toujours irrégulières, cessèrent dès le début de la maladie présente. Avant et après sa maladie, la malade demeurait dans une habitation humide avec de nombreuses moisissures.

Il y a dix mois la patiente en tombant heurta de la poitrine contre le rebord d'une planche ; trois mois plus tard (automne 1876), elle souffrit de douleurs dans les membres, accompagnées d'accès de fièvre presque journaliers, qui commençaient vers midi et finissaient le soir, avec des sueurs profuses qui persistaient toute la nuit. Une toux intermittente survint avec une fois de l'expectoration sanglante ; cette dernière ne doit jamais avoir été fétide et manque complètement dans les derniers temps. Longtemps après le premier accès de fièvre, se développa sur la paroi latérale gauche du thorax, une petite tumeur dure, qui s'accrut lentement, devint plus molle, douloureuse et augmenta de volume, jusqu'à remplir l'espace entre la mamelle et le rebord costal. Presque en même temps, s'installa un gonflement diffus, singulièrement douloureux, du mollet gauche. Vers la pâque des Juifs, ces deux endroits malades, après incision, laissèrent écouler une quantité de pus très fétide. Puis, dans l'espace de huit à quatorze jours, il se fit abcès sur abcès : épaules, dos, poitrine, cou, extrémités, étaient semés d'abcès qui la plupart furent ouverts au bistouri ; chaque nouvel abcès était suivi d'un accès de fièvre.

État. — L'expression du visage de la patiente indique de violentes douleurs. Le teint est pâle, légèrement jaunâtre, tandis que les conjonctives sont d'un blanc de porcelaine. Amaigrissement marqué, portant autant sur les muscles que sur le pannicule graisseux, joint à une excessive faiblesse. La connaissance est complète. On trouve, répandues sur tout le corps, un grand nombre de cicatrices provenant d'incisions antérieures, en outre des abcès ouverts, suppurant encore, recouverts d'une peau amincie d'une couleur livide et bleuâtre. Sur la paroi latérale gauche du thorax, dans le sixième espace intercostal, sur la ligne axillaire, on trouve une ouverture fistuleuse par laquelle la sonde pénètre dans des sinuosités étendues de tous côtés sous la peau, dans lesquelles stagne un pus fétide. On trouve un nombre considérable d'abcès non encore ouverts aux deux jambes, au bras, à l'épaule gauche, dans le creux sous-claviculaire, la peau du ventre, les fesses ; les abcès ont la grosseur d'une cerise à une pomme, sont la plupart du temps peu proéminents, couverts d'une peau non enflammée, et peu sensible.

Très douloureuses au contraire sont des collections purulentes plus diffuses situées sur la paroi latérale droite du thorax, et dans la fosse sus-épineuse gauche.

Le pouls est petit, de faible tension, la matité cardiaque n'est pas augmentée ; souffle systolique à la pointe. Quantité d'urine en moyenne 1,000 centimètres cubes, densité = 1012, claire et sans albumine.

Le foie n'est pas augmenté de volume. La moitié gauche du thorax paraît un peu plus étroite que la droite, et la respiration moins ample à gauche ; cependant la différence était si minime qu'il fut nécessaire de renouveler l'examen pour pouvoir affirmer le fait. Au poumon droit, rien d'anormal, de même au lobe supérieur gauche. La partie inférieure du poumon gauche au contraire, ainsi que la rate, ne pouvaient être exactement explorées, à cause de l'abcès suppurant qui se trouvait à cet endroit et des douleurs qui en provenaient. Il y avait de la matité sur la paroi latérale gauche, s'étendant de la cinquième côte au rebord costal, mais on pouvait déterminer ce qui appartenait au lobe inférieur du poumon et ce qui appartenait à la rate. Il n'y avait ni toux, ni expectoration ; l'haleine n'était pas fétide.

Le tube digestif ne montrait rien de notable, de même que les organes génitaux. A l'entrée, la température était de 39° et le nombre des pulsations de 114.

On fit le diagnostic de pyémie chronique. A ceci correspondaient, à l'exclusion d'endocardite ulcéreuse constatable, les nombreux frissons irréguliers, les volumineux abcès qui furent

regardés comme métastatiques avec d'autant plus de vraisem-
blance que leur contenu, au dire de la patiente, était fétide
déjà à l'ouverture ; enfin cet habitus mal défini que la pyémie
imprime à ses victimes, qui fait augurer souvent à l'observa-
teur, dès le premier coup d'œil, de quel état il s'agit, avant
qu'il ait aucune donnée sur la maladie. Le point de départ de
la pyémie n'était pas clair pour moi. L'apparition du premier
abcès important avait été précédée déjà de nombreux frissons ;
son contenu était fétide dès le début, raison suffisante pour ne
pas le regarder comme primitif.

Sous l'influence de l'idée régnante de la nécessité d'une
infection importée de l'extérieur, on devait à défaut d'une maladie primitive de la surface extérieure du corps et des organes
génitaux, conclure que le foyer primitif ne pouvait se trouver
que dans le domaine de l'appareil digestif, que l'on peut considérer avec raison comme la surface intérieure du corps.
Comme il n'y avait rien d'anormal à l'intestin, il ne restait que
le poumon pour point de départ de la maladie, et à ceci correspondaient la légère différence de volume des deux moitiés du
thorax et la matité dans le flanc gauche. Cependant ce diagnostic
ne parut pas d'abord vraisemblable, d'autant plus que la toux
et l'expectoration manquaient et que le traumatisme rapporté
dans les anamnestiques ne fut portée à notre connaissance que
plus tard.

L'examen du sang est négatif. On trouve bien quelques grains
isolés que l'on aurait pu prendre pour des microcoques, mais
je n'accorde à cette circonstance aucune valeur diagnostique,
parce qu'avec quelques grains isolés, on ne peut savoir ce
que c'est. Je n'ai pas remarqué de granulation bien apparente
des globules blancs.

Il y a peu à dire sur le cours de la maladie jusqu'à la mort
arrivée le vingt et unième jour après l'entrée. La courbe de
température était irrégulière comme on le voit ordinairement
dans la pyémie.

Comme on l'a déjà dit, il y avait de nombreux abcès nou-
veaux de même caractère que l'ancien. Six jours après l'entrée,

le 28 mai, nous observions le premier frisson suivi d'un moindre le dernier jour.

Le 30 mai, la patiente se plaignit de douleurs, principalement dans la région du foie, au-dessus du rebord costal, où elle se sentait un point douloureux à chaque inspiration. La percussion et la palpation étaient impossibles à cause de la grande oppression ; au contraire l'auscultation du foie montra à une place circonscrite un bruit de frottement au maximum d'inspiration. La patiente paraissait dans le collapsus complet, les conjonctives étaient légèrement colorées en jaune, la langue sèche, la soif brûlante.

Le 30 mai et le 1er juin encore un frisson. Le ventre devint plus fortement tendu, la percussion plus profonde et plus claire.

Le 5 juin, la sensibilité diminuée permit de déterminer que le bord inférieur du foie s'étendait jusqu'à l'ombilic. L'ictère augmenta visiblement, la langue se couvrit d'un enduit noirâtre.

Le 5 et le 6 juin, violent frisson ; l'abdomen devint tendu et météorisé, extrêmement douloureux au moindre contact et les vomissements apparurent.

Le jour suivant un peu de dyspnée ; en même temps la moitié droite du thorax faisait des mouvements respiratoires plus étendus que la moitié gauche. A la paroi gauche du thorax et sur le sternum apparut un léger œdème ; l'ictère fit place à la cyanose.

La mort survint le 11 juin à 1 h. 1/2 de la nuit. Pendant tout le cours de la maladie, il y eut de la tendance à la constipation.

La quantité d'urine qui oscilla entre 700 et 1,400 centimètres cubes avec une densité de 1013 à 1010 avait dans les derniers jours diminué notablement jusqu'à 30 centimètres cubes.

L'observation, prise d'une façon insuffisante, n'indique pas si l'urine resta sans albumine jusqu'à la fin.

Nécropsie douze heures *post mortem*. Ictère marqué, corps très amaigri, abdomen fortement tendu. Sur toute la surface du corps, on trouve un grand nombre d'abcès ouverts chirurgicalement dont l'énumération détaillée est rendue inutile par la description précédente. Au mollet droit un abcès dont les bords sont écartés et ouverts dans toute son étendue. . . . . . . , . .

Le foie est un foie gras, notablement grossi, ictérique, très cassant.

A la coupe on voit partout, tantôt une sérosité purulente qui s'écoule de l'ouverture des branches de la veine porte, tantôt des thrombus ramollis enfoncés dans celle-ci. Sur une coupe de l'organe durci, on reconnaît déjà le plus souvent à l'œil nu les fameux amas de mycélium, gros comme un grain de mil, enfoncés dans les fines branches de la veine porte qu'ils obstruent.

Dans les environs de chacun de ces grains, le vaisseau est plein de pus ; la suppuration dépasse la paroi, gagne la capsule de Glisson, et à un degré plus avancé on ne peut plus reconnaître la paroi du vaisseau et il n'y a que les rapports de position avec les vaisseaux biliaires et les artères du foie qui permettent de reconnaître que l'embolie et la suppuration siègent sur le territoire de la veine porte. Souvent plusieurs amas de mycélium, l'un derrière l'autre, ont formé des embolies dans la même branche. Ensuite on voit autour de chacun de ces amas la suppuration des parties environnantes et entre les foyers de pus, le vaisseau est rempli par des thrombus.

Foyers dans les reins, la rate, etc.

23. — Observation IV de Zemann

Femme de quarante ans, cuisinière. Évolution très rapide. Vigoureuse et n'ayant jamais été malade jusque-là, la patiente tomba malade à la fin d'avril, avec de la fièvre, de l'anorexie, des douleurs d'estomac et de la diarrhée ; quelquefois vomissements bilieux. L'examen des organes intérieurs fut négatif. Dans les derniers jours de mai la patiente se plaint de douleurs à la nuque, qui s'accompagnent de contractures des muscles de la nuque et de strabisme divergent. A l'autopsie, des anses isolées, des plus basses de l'intestin grêle, se montrent unies, par des tractus fibreux ramifiés, à la trompe droite transformée en une poche de la largeur du doigt. Cette dernière est remplie de pus, ses parois sont revêtues de tissu granuleux décomposé qui renferme de nombreux grains disposés en couches jaunâtres. L'ostium utérinum est dévasté par des formations calleuses ; le reste des organes sexuels est soudé aussi bien entre eux qu'avec la paroi abdominale. La trompe gauche est seulement atteinte d'hydropisie.

Dans les deux poumons, nombreux abcès gros comme une noisette ; dans l'épaisseur du lobe droit du foie, un abcès beaucoup plus étendu ; le cerveau renferme des abcès multiples.

IV. — Observations d'actinomycose primitive du foie

24. — Observation de Boari.

Il s'agit d'un homme de trente-sept ans qui, depuis deux mois, souffrait d'une vive douleur de l'hypocondre droit, douleur survenue brusquement avec de la fièvre. A l'examen, on trouva les signes d'un abcès du foie, diagnostic qui fut confirmé par des ponctions exploratrices. Il fut procédé à l'opération : trois côtes furent réséquées, et, après plusieurs ponctions d'essai on tomba sur une vaste cavité qui, largement incisée, donna issue à 500 grammes de pus. Ce pus contenait quantité de petites granulations sphériques de couleur jaunâtre ; l'examen microscopique fit reconnaître l'actinomyces.

Le malade était en voie de guérison, lorsque trois mois après l'opération, il commença à se plaindre de malaise et de douleurs du côté gauche du thorax ; on retira de la plèvre, en deux fois, 400 grammes d'un liquide séreux, dans lequel on ne trouva rien de particulier. La fièvre persiste, la toux est continuelle ; l'examen de l'expectoration est négatif. On gratte à la curette le fond de la plaie du foie et on ramène, entre autres débris, des grains d'actinomycose. Le traitement par l'iodure de potassium n'améliore pas l'état général ; les injections interstitielles d'acide phénique et de bleu de méthylène, les cautérisations profondes au thermo-cautère ne peuvent faire tomber la fièvre, et le sujet meurt, quatre mois après l'opération, avec des phénomènes de pyohémie.

A l'autopsie, le foie présentait, en bas et à droite, des adhérences de date récente avec le côlon transverse et avec une anse d'intestin grêle, et, en haut, des adhérences avec toute la face inférieure du diaphragme.

Dans le lobe droit du foie, on observait un second abcès, de grande dimension, qui s'étendait vers la face inférieure du foie, précisément du côté des adhérences avec l'intestin ; cet abcès intéressait presque toute l'épaisseur du foie ; il contenait du pus, des grains d'actinomycose, et était entouré d'abcès miliaires. Rien à la vésicule, ni dans les conduits biliaires.

Adhérences pleurales, surtout au niveau de la plèvre diaphragmatique droite. Quelques abcès en cette région. Rate grosse. Néphrite parenchymateuse. La lésion du foie était primitive, l'autopsie l'a démontré en découvrant un abcès actinomycotique, entouré d'une nécrobiose d'une grande partie de la glande hépatique. Pas de trace d'actinomycose dans les autres viscères.

Les abcès du poumon ne contenaient pas de grains d'actinomycose ; c'étaient des abcès métastatiques dus aux microbes pyogènes vulgaires. Il n'y eut donc pas propagation du poumon au foie comme dans les cas de Kanthack et de Snou.

Quant à la voie suivie par le parasite pour arriver au foie, on ne peut faire que des hypothèses. L'autopsie a montré l'intégrité des voies biliaires, et pendant la vie, il y eut absence de tout état ictérique. Le parasite n'a pas pu passer directement de l'intestin au foie par une ulcération située au niveau des adhérences hépatico-intestinales constatées. Ce passage s'est effectué dans les cas de Zemann, Langhans, Luening et Hanau,

Mais, dans le fait présent, les adhérences étaient de date récente, faciles à rompre ; il n'y avait pas trace d'ulcération. De plus entre l'intestin adhérent et l'abcès du foie, restait une petite épaisseur de foie non envahi par le processus suppuratif.

On est conduit à penser que le parasite entré dans l'organisme par la bouche, aurait ensuite émigré dans le foie, en passant par les vaisseaux sanguins. Cette hypothèse acquiert de la valeur, si l'on considère que la bouche est la porte d'entrée ordinaire du parasite. Dans l'histoire de ce malade, il y a encore un fait étiologique important : le sujet, quatre ans avant son abcès, avait souffert d'une maladie caractérisée du foie, laquelle dura un mois. Cela étant, on ne peut s'empêcher de penser qu'à la suite de cette affection, le foie est devenu un lieu de moindre résistance, et que, mis ainsi en état de réceptivité, il est devenu le siège de la localisation primitive de l'actinomycose.

25 — Observation de Bristowe

Jeune femme, admise dans le service du docteur Bristowe le 25 mars 1884. Sa maladie datait d'environ six semaines avant son entrée ; elle se plaignait alors de l'estomac qui lui semblait toujours rempli, mais non spécialement après les repas. Cela durait environ depuis trois semaines, lorsqu'elle ressentit une douleur aiguë dans le côté gauche. Puis à l'hôpital survinrent une pleurésie et de la péritonite et la malade mourut.

A l'autopsie, à part des lésions dues à une pleurésie aiguë et à la péritonite, on ne trouvait aucune lésion spéciale, si ce n'est dans le foie. A la section, le foie fut trouvé rempli d'abcès, de la grosseur d'une cerise ou d'une noix. Le bord postérieur du lobe droit présentait un abcès aussi gros que le poing, masse de substance réticulée dont les mailles étaient d'un tissu blanc, fibreux, dur, et qui renfermait du pus où le microscope montrait une quantité considérable de champignons rayonnés (actinomyces) caractéristiques de la maladie.

26. — Observation d'Eve .

W... S..., âgée de soixante ans, vint consulter à l'hôpital de Londres, se plaignant d'une douleur et d'une tumeur à la région hépatique. Il était très maigre. Je trouvai une sensible augmentation du foie, qui s'étendait à quelque distance au-dessous du rebord des côtes. Dans l'hypocondre droit une petite tumeur ronde pouvait être sentie, laquelle bougeait avec le diaphragme et paraissait à ce moment être fixée à la paroi abdominale. La tumeur était prise pour une gomme ou un abcès saillant à la surface du foie. Sept à quatorze jours plus tard, le 11 mai 1887, il fut reçu sous les soins de M. Mac Carthy.

Le malade demeura pendant trois mois avant de commencer à souffrir de cruelles douleurs dans le côté droit, juste au-dessous des côtes. Quatorze jours après il remarqua une tumeur d'abord indolore, mais qui devenait douloureuse à mesure qu'elle grossissait. Il reconnut avoir eu une plaie sur le pénis quelques années auparavant, alors qu'il était à l'étranger comme matelot. Il y avait dans l'hypocondre droit une tumeur molle de trois pouces de diamètre ; la peau était décolorée et œdématiée à ce niveau.

12 mai. — On fit l'incision de la tumeur, mais il sortit seulement un tissu granuleux. On mit un drain et on pansa à l'iodoforme.

17 mai. – Très léger écoulement. Peau autour de l'ouverture décolorée et épaisse. Il y avait un peu de fièvre, la température montant de 1 degré à 1 degré 1/2 la nuit.

On ordonna de l'iodure de potassium et le malade fut renvoyé de l'hôpital le 27 mai. Je le reçus une semaine après. Ayant vu que la peau autour de l'incision était rongée et que des cavités étaient formées, j'ouvris deux cavités, une de chaque côté de l'ouverture et raclai les tissus infiltrés.

22 juin. — L'infiltration a augmenté. De plus des abcès souscutanés continuent à se former, qui communiquent entre eux par des cavités.

Fièvre très légère, la température montant parfois à 100° f. (37,7 c.)

Ensuite, quittant l'hôpital, il continua à venir à la consultaiton, et je prescrivis de la potasse, de l'iodure, sans bénéfice appréciable.

De nouvelles cavités se formèrent de temps en temps jusqu'à ce que l'hypocondre droit et l'épigastre furent marqués de six ouvertures, par lesquelles sortait un liquide clair et fluide, mais pas de pus.

Voyant que les remèdes antisyphilitiques n'avaient pas d'effet sensible, et prenant en considération l'aspect général du cas, je commençai à soupçonner que la maladie était de l'actinomycose et à examiner en différentes occasions l'écoulement et les grattages provenant des cavités, mais sans succès.

Le malade s'affaiblit graduellement, et finalement en mars 1888, il s'alita. En le visitant je trouvai de l'ascite, mais pas d'autre changement dans l'état général. Il mourut d'épuisement à la fin d'avril.

Ses amis ne permirent pas la nécropsie, mais je parvins à leur persuader de me permettre de faire une incision à l'abdomen, par laquelle je retirai un morceau du foie. Celui-ci fut étudié et présenta les lésions de l'actinomycose. On y trouva au microscope les massues bien connues, deux ou trois massues étant souvent attachées à un seul filament.

27. — Observation de Langhans

M. G..., né le 2 février 1837, dans le Jura bernois, a eu la fièvre typhoïde à neuf ans. A quinze ans, l'appétit commença à diminuer et il eut des régurgitations et du botulisme. A dix-huit ans, l'appétit augmente d'une façon qui n'était pas naturelle et diminue ensuite de nouveau. A vingt ans il eut un bubon axillaire à la suite d'une blessure du doigt.

Il était marié depuis vingt ans et avait pendant ce temps

toujours souffert de douleurs d'estomac, de renvois et même de vomissements.

Il consulta le médecin le 16 décembre 1884 pour la première fois à cause de douleurs d'estomac ; douleurs en ceinture dans la région de l'estomac. Teinte subictérique de la face et des conjonctives.

Pas d'affection pulmonaire. Foie augmenté de volume en bas de deux travers de doigt environ, non douloureux à la pression.

A la palpation profonde on trouvait sur la ligne médiane, près du lobe gauche du foie, une tumeur de la grosseur d'un œuf de poule, non adhérente à la peau, unie, non fluctuante, peu sensible à la pression.

L'appétit manque ; le patient ne supporte que le lait, toute autre chose lui fait mal.

Constipation, traitement avec le sel de Karlsbad. Jusqu'au nouvel an 1885, peu de changement dans l'état général ; la tumeur augmente seulement un peu.

Des consultations avec d'autres médecins dans le courant de janvier n'aboutissent à aucun diagnostic. On pensa à un abcès du foie et à un échinocoque. Le 24 février, ponction exploratrice et ouverture complète de l'abcès qui contenait beaucoup de pus de mauvaise odeur. Il s'établit depuis une suppuration constante ; au commencement de mai on ouvrit un second abcès et une hémorrhagie abondante interrompit l'opération. Suppuration constante.

Mort le 24 juin dans le marasme. Pendant tout le cours de la maladie, le matin 37°5, le soir 38°-39°5. Dans les dernières semaines décubitus à l'os sacrum.

Autopsie le 22 juin, 5 heures du soir . . . .

Foie complètement adhérent au diaphragme ; les adhérences sont encore assez faciles à rompre. En les séparant, on arrive sur la face supérieure du lobe droit, le long du ligament suspenseur, dans une caverne en forme de fissure correspondant sur la peau à la place encore visible de la ponction.

Cette caverne paraît située entre le foie et le diaphragme, elle

<table>
<tr><td>G. Aribaud.</td><td>6</td></tr>
</table>

est bornée le long de ces deux organes par une paroi inégale, avec des lambeaux ; elle renferme un pus épais, vert, visqueux.

A la face inférieure du foie, adhérences lâches avec le côlon transverse et le grand épiploon, ferme avec la grande courbure, qui par le ratatinement du petit épiploon est solidement attachée au foie. Aussi en cet endroit on arrive, par la rupture des adhérences en différents points, dans de petites cavernes pleines de pus, qui paraissent placées entre les organes.

La vésicule biliaire est très petite, cachée sous les adhérences ; au fond, vers le foie, une perte de substance ronde, de 1 centimètre de diamètre, par où le doigt arrive dans le tissu ramolli du foie, c'est-à-dire dans le foyer que l'on va décrire.

Le foie est assez notablement grossi, de forme tout à fait normale, singulièrement épais, notamment le lobe gauche, dont le bord tranchant est émoussé et arrondi. A la coupe on voit un gros foyer qui occupe presque tout le lobe gauche grossi et la partie médiane du lobe droit. Ce foyer est arrondi, s'étend presque dans toute l'épaisseur du foie, de la face supérieure aux grosses branches de la veine porte dont quelques-unes touchent à la périphérie du foyer avec la capsule de Glisson et le pénétrent ; elles-mêmes ne sont pas atteintes et sont telles que dans le tissu normal du foie.

Le tissu du foie en dehors du foyer est normal, transparent, un peu anémié, assez également brun pâle.

Le foyer même fait une légère saillie au-dessus du reste du tissu hépatique et en est séparé par une zone large de un demi millimètre à un millimètre d'un tissu conjonctif noirâtre, muqueux, affaissé.

La surface de coupe a partout le même aspect. Elle rappelle à première vue un tissu pulmonaire semé d'innombrables petits abcès. Pour celui qui a vu un échinocoque multiloculaire il se représentera très bien la surface de coupe, si je dis qu'on n'a qu'à se figurer le stroma décalcifié de l'échinocoque, muqueux, de couleur noirâtre et les cavités renfermant un pus épais, visqueux, qui contient de petits grains noirs . . . .

L'intestin est normal extérieurement, à l'exception du cœcum et du côlon ascendant, tous deux sont unis à la paroi latérale de l'abdomen par des adhérences, le cœcum aussi par en bas avec l'entrée du bassin. Les adhérences étaient faciles à rompre et derrière le cœcum et le côlon ascendant, il n'y avait rien d'anormal à constater.

Dans le bassin, la vessie était pleine ; à droite de celle-ci on trouvait une tumeur très dure, s'étendant en bas jusqu'à la vésicule séminale et à laquelle adhéraient fortement le cœcum et les anses inférieures de l'iléon. En détachant le cœcum, on ouvrit un abcès de la grosseur d'une noix, à contenu jaunâtre, d'aspect féculent, épais, visqueux.

28. — Observation de Moser

Dans une autopsie faite récemment à l'hôpital Sainte-Catherine, le foie était principalement attaqué et il y avait des altérations que je vais rapporter en détail. Comme dans ce cas il n'y avait pas d'affections de la mâchoire, il était difficile de déterminer le lieu de l'infection primitive. Il y avait de la broncho-pneumonie du lobe droit inférieur, avec un dépôt fibrineux sur la plèvre, un abcès sous-diaphragmatique et de la néphrite parenchymateuse.

On voyait un petit abcès dans la rate ; le foie était criblé d'innombrables abcès miliaires, on y voyait çà et là un petit nombre de larges abcès, il y avait une ressemblance à des noyaux tuberculeux dont on pourrait faire sortir à la pression un pus épais et caséeux contenant une grande quantité de grains jaunes. Des trajets fistuleux s'étendaient dans différents sens à travers l'organe. L'inflammation produite par l'invasion du champignon était celle d'un foie cyrrhotique et *garni de gros clous*, le parenchyme était complètement détruit.

29. — Observation de Taylor

Henry L..., quarante-deux ans, graveur, fut admis sous mes soins le 16 juillet 1890, se plaignait de douleurs dans le côté droit, d'amaigrissement, constipation et sueurs nocturnes. Il avait toujours vécu à Londres, où il travaillait de 8 heures du matin à 6 heures du soir, quelquefois plus tard. Il avait une bonne nourriture et ne prenait pas de stimulant depuis plusieurs mois.

Bons antécédents de famille : son père mourut de bronchite; sa mère et quatre sœurs sont vivantes et bien portantes.

Il souffrit beaucoup d'une indigestion avant sa maladie actuelle et eut une attaque de coliques, une quinzaine avant Noël 1889. Il tousse l'hiver. Il a été constipé depuis le commencement de cette année.

La maladie actuelle a commencé il y a six semaines environ ; mais depuis trois mois il était mal portant. Il y a six semaines, il remarqua une douleur dans l'aine droite, qui ne le faisait pas beaucoup souffrir, mais une quinzaine plus tard, il observa une tumeur, un peu au-dessus. La douleur était quelquefois peu appréciable, d'autres fois intense et de caractère lancinant. Il n'allait à la selle qu'avec des purgations, mais n'éprouvait pas alors de douleur spéciales. Il avait cessé de travailler depuis six semaines, mais n'avait pas pris le lit. Son appétit était toujours très bon et il n'était pas altéré. Il n'avait jamais eu de sang dans ses urines et jamais de difficulté ni de douleur de la miction. Depuis son admission, le malade a beaucoup maigri, la face est anxieuse. L'abdomen est un peu tendu, et les muscles abdominaux très contracturés.

A la palpation profonde dans le flanc droit, juste au-dessus et en avant de l'épine iliaque antéro-supérieure droite, le malade éprouve une douleur aiguë et on sent une masse qui est solidement fixée et ne roule pas sous le doigt. A l'examen bimanuel on reconnaît que cette tumeur occupe le flanc droit, s'étendant depuis la dernière côte droite presque jusqu'à la crête iliaque; intérieurement elle ne dépasse pas la ligne du mamelon ; en arrière elle atteint la région lombaire ; sa surface est presque lisse ou en tous cas à peine bosselée. Elle est ferme, résistante, et jamais je n'ai pu trouver aucune fluctuation. Elle descend très peu pendant l'inspiration, mais elle ne paraît pas retenue par la paroi abdominale.

La matité hépatique commence au bord supérieur de la sixième côte et s'étend presque jusqu'à la ligne mamelonnaire, elle est continue avec la matité de la tumeur.

Les poumons sont normaux ; la base droite semble tout à fait libre. Respiration 24. Le cœur bat dans le cinquième espace un pouce en dedans du mamelon.

Là, léger souffle systolique. Pouls à 102, dur.

L'urine examinée, le 19 est de coloration ordinaire ; densité 1022 ; elle donne un léger dépôt nébuleux, et ne contient ni albumine, ni sucre, ni sang.

La température est de 99° le matin à l'entrée, 90° le matin suivant et 101°2 dans la soirée.

Durant la dernière quinzaine, jamais la température ne tomba au-dessous de 100° chaque matin et un peu au-dessus ou au-dessous de 102° chaque soir.

D'abord, on eut l'idée que la tumeur était accolée au rein, et la pyrexie continuelle faisait penser que celui-ci était enflammé et que c'était un rein tuberculeux ; mais la normalité de l'urine était contraire à cette hypothèse.

Durant la fin du mois de juillet, il n'y eut pas de changement.

M. Jacobson fut demandé pour voir le patient, en vue d'une exploration, et l'opération fut faite par lui le 5 du mois, sous le chloroforme.

On fit une incision de cinq pouces de haut en bas et dans la direction de la dernière côte. En traversant le faisceau lombaire, il sortit une quantité de mauvais pus.

La cavité fut limitée et complètement séparée de la tumeur qui aurait pu tomber derrière ; on vit alors qu'elle était certainement séparée du rein. La tumeur fut alors ponctionnée au trocart, et fut trouvée pleine de pus dont on facilita l'issue au moyen d'une pince à pansement.

La cavité atteinte semblait être dans le rein . . . .

Le pus du rein fut examiné au microscope ; on ne trouva pas de bacille tuberculeux.

Dans la soirée après l'opération, la température tombe à 97°2 et était à 97°8 le lendemain matin. Mais elle s'éleva à 99° dans la soirée et durant toute la quinzaine suivante oscilla entre 99° et 101°, avec des ascensions accidentelles à 102° et 103°.

6 août. — Le malade est beaucoup mieux, mais il dort très peu. Au premier pansement le pus était peu abondant, mais très laid. On employa des pansements boriqués.

7 août. — L'urine est épaisse, chargée d'urates de et mucus, densité 1030, pas d'albumine. Le pansement est défait, les drains sont changés et replacés.

8 août. — L'urine est légèrement rose, et le mucus sanguinolent. Pas d'albumine, mais au microscope des cellules de pus, des cellules épithéliales et des cellules en fuseau. La plaie est moins laide.

. . . .

30 août. — Il y a eu du délire cette nuit. Tous ces jours derniers, il n'y avait pas de changement appréciable. Le 29, on a observé du délire pendant la nuit ; dans la matinée, le malade n'a peut-être pas bien ses idées. A l'auscultation, on perçoit les bruits du cœur dans toute l'étendue de la poitrine : il y a quelques râles muqueux au sommet droit.

Pouls 114. Respiration 20. Le malade est très maigre, les pommettes rouges, les yeux brillants. Il a de nouveau du délire dans la soirée et est mort presque subitement dans la nuit du 30 août au 1er septembre

Après le décès, la température a continué à osciller entre 98° et 99° dans la matinée et entre 101° et 102° dans la soirée.

L'autopsie fut faite le même jour par le Dr Perry. L'incision fut complète, ne respectant que la partie par où passaient les drains. En introduisant le doigt dans l'ouverture, on passait à travers une masse considérable de tissu inflammatoire jusqu'à une cavité à parois molles, contenant un peu de pus. En allant aussi loin que possible, on sentait une masse molle qu'on reconnut être le foie.

Voici quelles étaient les parois de la cavité. En haut le rein droit solidement adhérent à la face inférieure du foie et séparé de la cavité par une couche épaisse de tissu fibreux. En avant

e foie et le côlon ascendant, et en bas le côlon ascendant et le
cœcum, tout cela enchevêtré de tissu inflammatoire et formant
ainsi une cavité distincte de la cavité péritonéale. Tout autour
l'inflamation s'est étendue au péritoine et sur l'intestin, qui
semblait en quelque sorte distendu et dont les parois étaient
œdématiées, on voyait un grande quantité de sérosité jaunâtre.
Beaucoup de pus dans le bassin. Le bord du foie dépassait
d'environ deux doigts les côtes.

En examinant la face supérieure, on voyait à travers la
capsule une quantité de petits noyaux blancs, semblables à des
tubercules miliaires, et dans la substance même du foie, sous la
vésicule, une large tache d'un blanc jaunâtre, formée par la
réunion de ces mêmes noyaux.

Le lobe droit était adhérent à la paroi latérale de l'abdomen
et en l'écartant, apparaissait la cavité décrite plus haut. Une
incision horizontale du lobe droit le montra dans un état d'infiltration purulente, la substance propre du foie ayant disparu
et la charpente fibreuse restant seule, de sorte qu'on voyait une
espèce de filet dont les mailles étaient pleines de pus. Le pus
était blanc jaunâtre ; au milieu nageaient de très petits points
menus, plus blancs que le liquide dans lequel ils étaient plongés.
Au microscope on vit que c'étaient des amas de champignons.
Les bords du foie étaient lobulés et cette région paraissait plus
dure et d'une consistance plus caséeuse que dans les parties les
plus centrales. La couleur était jaunâtre.

En outre de cette altération considérable du foie que nous
avons citée plus haut, on y voyait çà et là de petits grains blancs
absolument semblables à des tubercules miliaires. Au microscope on reconnut qu'ils étaient formés d'amas de petites
cellules rondes, où l'on voyait les formes et les granulations
centrales du champignon.

Dans le duodénum, il y avait deux perforations ; l'une à
un pouce et demi du pylore et l'autre à un demi-pouce plus bas,
qui permettaient de passer une sonde dans la substance désa-
grégée du foie. Le duodénum était adhérent au foie. Les anses
intestinales étaient soudées entre elles par des tissus de forma-

tion récente et le bassin contenait plusieurs onces de pus qui pourtant ne présentait aucun des grains blancs décrits plus haut; l'intestin était sain, si ce n'est l'œdème de ses enveloppes.

Dans le côlon ascendant, il y avait deux perforations communiquant avec la cavité de l'abcès.

Plèvres. — Quelques adhérences au sommet droit ; le reste des deux côtés et sur toute la hauteur absolument normal.

Poumons. — Les deux poumons se présentent criblés de petits noyaux un peu plus gros que les tubercules miliaires ordinaires. Le tissu pulmonaire est crépitant ; les bronchioles renferment une grande quantité de pus. A l'examen on voit que ces nodules se composent d'un petit point central blanc, de la grosseur d'une tête d'épingle, entouré d'une zone noirâtre profondément congestionnée. Le noyau blanc central peut être extrait, d'une consistance un peu plus molle qu'un tubercule miliaire.

Au microscope tous ces noyaux présentent l'apparence d'un foyer formé d'agglomération de petites cellules rondes d'où rayonnent les filaments du champignon.

30. — Observation de Van der Stræten

B..., vingt-deux ans, sous-officier au régiment des carabiniers, entre à l'hôpital le 19 janvier 1890. Il est d'un tempéramen lymphatique, d'une bonne constitution. Comme antécédent, il nous apprend qu'il a été soigné du 29 juin au 24 juillet 1889 pour une affection dont il ne peut préciser la nature. Il éprouvait de la douleur dans le côté droit avec fièvre peu intense, perte d'appétit sans diarrhée. Il se rappelle que le médecin a prononcé le nom de fièvre muqueuse et de typhlite. La convalescence a été longue et même, bien qu'ayant pu reprendre son service, B... ne s'est plus porté aussi bien qu'auparavant.

Depuis le mois de décembre surtout, il éprouve du malaise ;

les exercices le fatiguent plus rapidement qu'autrefois ; il ressent une *douleur sourde dans le côté droit, au niveau et au-dessous des dernières côtes ;* cette douleur est continue, mais elle s'exaspère par la marche. Dans ces derniers temps, il a souffert fréquemment de constipation et a recouru à l'emploi de purgatifs. Ces troubles allant en augmentant, il se décida à entrer à l'hôpital. Pendant les premiers jours, on n'observe pas d'autres symptômes que ceux que nous venons d'énumérer. On combat la constipation par des laxatifs et des lavements ; contre la douleur de la région latérale du tronc, injections de morphine et révulsifs légers.

Bientôt *l'état général* s'altère ; la température à partir du 1er février s'élève en moyenne à 39° le soir et 38° le matin. En même temps l'appétit diminue et le malade maigrit. A cette époque également l'urine est pendant quelques jours très foncée, avec un dépôt assez abondant, dans lequel on trouve un peu de sang ; elle ne contient pas d'albumine.

Vers le 10 février, on constate à la partie inférieure du thorax, à droite, de la matité remontant jusque près de la pointe de l'omoplate ; le foie dépasse un peu le rebord costal ; il y a de la dyspnée, peu ou pas de toux, absence de murmure vésiculaire et de vibrations vocales, tous signes d'un épanchement pleurétique. Quant à la douleur, bien qu'elle siège un peu bas, n'en trouvant pas d'autre explication, on l'attribue généralement à la pleurésie.

Peu à peu, *la partie inférieure du thorax se bombe* surtout à un endroit assez limité au niveau des huitième et neuvième côtes, un peu en arrière de la ligne axillaire postérieure, et cette partie devient douloureuse à la pression.

Le 7 mars, on pratique une ponction avec l'appareil de Potain, à l'endroit le plus saillant et le plus douloureux, dans le neuvième espace intercostal, et on en retire environ 250 grammes de *pus* très épais, très fétide, d'une coloration brunâtre. Ce pus nous ayant été confié pour examen microscopique, nous constatons immédiatement sur les parois du flacon une grande quantité de *grains d'un jaune très foncé*, de la grosseur moyenne d'une tête d'épingle : *Nous songeons aussitôt à l'actinomycose et l'examen microscopique confirma cette prévision.*

La matité, l'absence de murmure vésiculaire et de frémissesement vibratoire persistant toujours, on pratique le surlendemain une deuxième ponction dans le huitième espace intercostal. Celle-ci ramène au lieu de pus de la sérosité.

La tuméfaction de la partie latérale du thorax continue à augmenter ; bientôt on y perçoit une *fluctuation* sourde et de plus, par la pression, la tumeur semble se réduire.

Le 12 mars, le malade accuse une douleur vive à l'endroit de la première ponction, par cet orifice on voit s'écouler un peu de *pus épais brunâtre ;* une incision donne issue à une cinquantaine de grammes de pus brunâtre, grumeleux, très fétide, contenant des granulations actinomycotiques d'une coloration jaune brunâtre.

. . . .

Au commencement d'avril il se produit deux petits abcès, l'un à la région lombaire, l'autre à la fesse gauche : il s'en écoule un pus très épais, sans actinomyces, et la guérison se fait rapidement. On voit apparaître en même temps sur les bras et les mains une éruption constituée par des taches analogues à celles du purpura et par quelques petites pustules. Cette éruption disparaît au bout d'une semaine environ.

L'état général reste toujours mauvais ; amaigrissement considérable, appétit faible, légère constipation. Du côté des voies respiratoires : dyspnée, toux peu fréquente, expectoration muqueuse peu abondante, matité moindre du côté droit, murmure vésiculaire affaibli, frottement pleural.

A partir du 15 juillet, l'état du malade s'améliore sensiblement : les douleurs ont à peu près disparu, la fièvre s'abaisse pour tomber vers la fin du mois, la sécrétion diminue beaucoup et le pansement peut rester cinq ou six jours en place ; la plaie se rétrécit, laissant une fistule avec de gros bourgeons grisâtres Le sujet a bon appétit, il mène la vie commune, se promène toute la journée. Pendant les mois de juin et juillet, l'état reste stationnaire.

Vers la fin du mois de juillet, la peau de la région avoisinant la fistule s'indure, s'épaissit sous forme de plaque, de cuirasse, et prend une teinte rouge violacée.

La sécrétion devient plus abondante. L'état général redevient mauvais : il se produit de l'anémie, de l'amaigrissement, de la dyspnée ; l'appétit diminue.

En même temps l'abdomen prend un développeement assez considérable, et l'on peut constater un peu d'ascite. Il se produit de l'œdème des pieds, qui d'abord disparaît le matin ; puis bientôt devient permanent. La face présente une bouffissure généralisée. Les urines sont claires, sans dépôt; elles ne contiennent pas d'albumine.

A la fin du mois d'août et dans les premiers jours de septembre, sans douleurs, sans phénomènes bien spéciaux, il se produit en quelques jours *trois ouvertures* étroites, arrondies, dans le voisinage de la première fistule. Elles donnent issue à du pus renfermant des grains d'actinomyces d'une coloration blanc jaunâtre.

L'exploration est difficile à cause de la douleur qu'elle provoque ; nous constatons cependant que ces fistules communiquent entre elles sous la peau décollée.

Vers le 15 septembre, l'aggravation prend une marche très rapide. Le malade devient somnolent, des accès de dyspnée très intenses se produisent chaque jour dans la soirée ; il survient de la diarrhée. Enfin le patient succombe le 27 septembre.

Autopsie. — Elle est pratiquée quarante-huit heures après la mort. Le cadavre (lavé avec une solution de sublimé corrosif à $\frac{1}{1,000}$ et enveloppé dans des linges imprégnés de la même solution est bien conservé ; il est très amaigri ; il y a de l'œdème des membres inférieurs remontant jusqu'au-dessus des malléoles.

La bouche, les mâchoires et les dents, le pharynx ne présentent rien d'anormal. Sur la paroi thoracique postérieure et latérale, on trouve trois petites fistules; leur trajet est sous-cutané. L'ouverture fistuleuse, fermée la première, et située dans le neuvième espace intercostal, est recouverte d'un épais bourgeon grisâtre. Un stylet est introduit dans l'ouverture, mais on ne parvient pas à retrouver le trajet. On ne réussit pas davantage avec une baleine flexible.

Cavité thoracique. — *Le poumon gauche* présente des adhérences pleurales légères, se déchirant sous une faible pression ; il est normal. *Le poumon droit* est plus adhérent sur toute sa surface. A la partie inférieure, les adhérences à la plèvre corticale et à la plèvre diaphragmatique sont surtout intimes. Cependant on parvient à détacher le poumon. A sa surface on constate des soulèvements nombreux de la plèvre viscérale remplis de sérosité claire, et rappelant les soulèvements produits sur l'épiderme par une vésication ou une brûlure. La cavité pleurale ne contient ni pus, ni sérosité. Le poumon ne présente pas de lésion. Le cœur est normal.

Cavité abdominale. — A l'incision de l'abdomen il s'écoule une certaine quantité de sérosité jaune citron. L'épiploon et la surface de la masse intestinale sont d'une coloration grisâtre.

Ce qui frappe, c'est le volume considérable du *foie.* Le lobe gauche est libre et a un aspect normal ; le lobe droit, au contraire, adhère aux parties voisines.

En prolongeant l'incision transversale de la paroi abdominale dans le flanc droit, on voit s'écouler du fond de cette incision du *pus* épais, grisâtre, contenant une grande quantité de petits points noirs.

Cherchant à isoler le foie, on constate que sa face convexe, adhérant assez fortement au diaphragme, a un aspect normal sur toute son étendue. Latéralement il est fixé à la paroi au niveau de l'ouverture fistuleuse externe. A la face inférieure, la partie gauche est libre et d'apparence normale ; la partie droite adhère intimement aux organes sous-jacents. Détachant ces adhérences, on voit s'écouler du pus renfermant une grande quantité de grains noirs, et on arrive sur un tissu ramolli, d'un gris sale, qui représente la face inférieure du foie imprégnée de pus. Cette surface est en contact avec le rein dont le sommet et la moitié supérieure de la face antérieure ont le même aspect grisâtre.

Ces parties de l'organe sont comme corrodées. Faisant une coupe à travers le foie, on constate qu'il existe un foyer considérable de tissu grisâtre, ramolli. A la partie droite se trouve une cavité, un abcès aplati mesurant 10 à 12 centimètres de hauteur sur 2 à 3 centimètres de largeur. Le centre de cet organe est occupé par une masse molle, d'un gris sale, tachetée de noir, laissant suinter un pus épais, sanieux : c'est le tissu hépatique altéré, comme imprégné de pus à la façon d'une éponge. Ce foyer mesure 14 à 15 centimètres transversalement et 10 à 12 centimètres dans les autres sens.

Il n'atteint pas la face convexe : il reste une couche de tissu sain ; à gauche ; il est limité par du tissu hépatique également sain. En bas au contraire, il a gagné la surface du foie et s'est même étendu au rein. A droite, il vient en contact avec la paroi costale. Nous avons donc là un vaste foyer en suppuration, circonscrit par les restes du foie et du rein et par des adhérences anx parties voisines.

Les grains noirs contenus dans le pus et dans le tissu altéré représentent des granulations d'actinomyces.

La vésicule biliaire est normale.

Une coupe à travers le rein droit montre que l'infiltration purulente et la destruction du tissu occupent l'extrémité supérieure et la face antérieure de l'organe, sans atteindre jusqu'au centre. Le bassinet est intact et ne communique pas avec les parties malades.

Le rein gauche est sain. L'estomac n'offre rien d'anormal, pas plus que le reste du tube digestif. Nous n'avons constaté aucune communication entre le foyer hépatique et la cavité intestinale. Nous n'avons trouvé ni ulcère, ni abcès, ni cicatrice dans l'intestin. La rate est doublée de volume.

Des incisions pratiquées en divers endroits ne montrent rien d'anormal dans son tissu. Les autres organes sont sains. Le cerveau ne présente rien à signaler.

En résumé, nous constatons *un abcès actinomycotique du foie ouvert à travers un espace intercostal* (la chose est tout au moins probable, bien que nous n'ayons pu retrouver le trajet) avec nécrobiose et ramollissement d'une partie considérable de cet organe et, par extension au rein droit, d'une partie également étendue de ce dernier.

Parmi les observations où nous avons indiqué la propagation comme s'étant faite par continuité, et qui sont au nombre de huit, nous trouvons deux cas où l'infection du foie s'est faite par l'appendice, deux par le côlon transverse, un par le côlon ascendant et le duodénum, un par le coude droit du côlon, un par l'estomac, et un cas dans lequel il nous est difficile de dire si la propagation s'est faite du poumon au foie, puis du foie au rein ou au contraire du rein au foie et du foie au poumon. Comme la maladie a débuté par des douleurs et une tumeur dans la fosse iliaque droite et qu'il n'est pas question dans l'observation de manifestation pulmonaire, la dernière marche nous paraît la plus probable, malgré la rareté relative des localisations rénales primitives de l'actinomycose (deuxième cas de Zemann).

Nous rapportons onze observations dans lesquelles, d'après nous, la propagation s'est faite par voie veineuse. Ce sont les cas dans lesquels il n'y avait pas d'adhérences avec des organes voisins et par conséquent par de propagation par contiguïté, et où l'on ne pouvait penser ni à la voie lymphatique, ni à la voie artérielle, parce qu'il n'y avait ni gonflement des lymphatiques, ni la marche particulière que l'on rencontre dans l'invasion par la voie artérielle et qui est surtout caractéristique dans le cas d'Israël que nous avons cité ; néanmoins il est impossible de donner à ce sujet une affirmation absolue.

Nous n'avons pas trouvé dans les ouvrages que nous

avons consultés de cas d'actinomycose du foie par propagation des poumons. Il y en a pourtant des faits et Boari cite ceux de Kanthack et de Snou.

Nous n'avons pas trouvé de cas non plus où la propagation se soit faite par les lymphatiques. Contrairement à l'opinion de certains auteurs nous croyons ce mode de propagation possible.

Du reste ceci est bien démontré par les travaux récents de MM. Pawlowsky et Maksoutow, une gravure de leur ouvrage reproduite dans un article de M. L. Bérard montre des cellules lymphatiques englobant des fragments d'actinomyces.

Nous pensons avec Israël que dans la forme pyohémique de la maladie dont nous rapportons deux cas (un cas d'Israël et un cas de Hebb), le champignon a passé d'abord dans les vaisseaux lymphatiques, et de là dans le courant sanguin, d'où il s'est répandu dans tout l'organisme.

Dans les cas où nous avons admis la propagation par voie veineuse la localisation primitive siégeait toujours sur le gros intestin.

Nous notons deux fois de la périty phlite, une fois avec appendicite, une fois de la paratyphlite. Deux fois le rectum, une fois le côlon ascendant, une fois le côlon transverse, et une fois l'intestin en général avec tuméfaction des ganglions mésentériques.

Nous avons rapproché du cas d'Israël et du cas de Hebb à forme pyohémique, le quatrième cas de Zemann à évolution très rapide, et un cas de Friedrich qui après avoir évolué de façon chronique, prit soudain une forme aiguë avec frissons et fièvre.

Pour le cas primitif d'actinomycose du foie d'Achille Boari, nous ne partageons pas l'opinion de l'auteur.

« On est conduit à penser, dit-il, que le parasite, entré dans l'organisme par la bouche, aurait ensuite émigré dans le foie, en passant par les vaisseaux sanguins. Cette hypothèse acquiert de la valeur, si l'on considère que la bouche est la porte d'entrée ordinaire du parasite. » Nous ne voyons pas bien par quel chemin le parasite serait passé de la bouche dans les vaisseaux sanguins. « Les abcès du poumon ne contenaient pas de grains d'actinomycose; c'étaient des abcès métastatiques dus aux microbes pyogènes vulgaires. Il n'y eut donc pas propagation du poumon au foie. »

A notre avis cette raison est insuffisante. Les abcès du poumon qui ne contenaient pas d'actinomyces à l'autopsie avaient pu en contenir auparavant, et le champignon moins résistant que les microbes avait pu disparaître détruit par la réaction des cellules du tissu infecté, ou par le développement plus rapide des autres microorganismes. On ne peut donc affirmer que l'on ait ici affaire à un cas d'actinomycose primitive du foie ; ce pourrait être un cas secondaire à une actinomycose pulmonaire.

Pour le cas de Bristowe, les premiers symptômes ne semblaient pas annoncer une actinomycose hépatique. Cependant comme à l'autopsie on n'a pas trouvé d'autres lésions que celles du foie, nous ne pouvons faire autrement que de le compter comme cas primitif.

L'absence d'autopsie complète ne permet pas de discuter si le cas d'Ève était primitif ou secondaire. Toujours est-il que dans ce cas-là les symptômes parurent localisés à la région hépatique. Le cas de Langhans paraît avoir été secondaire à une actinomycose de l'estomac. Cet organe, affaibli par une maladie datant de la jeunesse du sujet, a été envahi par le parasite qui de là a gagné le foie par l'épiploon gastro-hépatique, comme l'indiquent les lésions de cet épiploon et les fortes adhérences de la grande courbure au foie. Dans le cas de Moser il est probable que la localisation primitive de la maladie fut sur les bronches et le poumon. On peut se demander si la propagation au foie s'est faite à travers le diaphragme ou par la voie sanguine.

Dans le cas de Taylor, les phénomènes intestinaux antécédents et les adhérences du foie au côlon trouvées à l'autopsie montrent que l'affection du foie fut secondaire à une affection du gros intestin. Il en est probablement de même du cas de Van der Stræten où l'on trouva des lésions analogues ; on ne trouva pas de communication entre le foyer hépato-rénal et la cavité intestinale ; mais l'auteur lui-même admet avec Baumgarten que le germe peut gagner le foie par métastase à travers la paroi intestinale, et celle-ci guérir en gardant seulement une cicatrice. « Nous n'avons pas trouvé de cicatrices dans l'intestin, dit Van der Stræten, mais on conçoit que sur la grande étendue de la surface intestinale une cicatrice puisse passer inaperçue. »

SUJETS ATTEINTS

Sur trente observations nous en avons deux qui ne donnent aucune indication sur le sujet atteint. Le sexe masculin est plus souvent attaqué, dix-huit hommes et dix femmes.

L'âge des malades varie entre onze et soixante ans, mais le plus grand nombre entre vingt-deux et cinquante. En dehors de ces limites nous trouvons un jeune homme de dix-huit ans, un enfant de onze ans, deux hommes de soixante ans et un de cinquante-trois ans.

Au sujet de l'état social et de l'habitat des malades, beaucoup d'observations sont tout à fait insuffisantes. Il est pourtant une chose à remarquer, c'est que parmi les métiers indiqués il en est peu qui prédisposent à la maladie d'après l'opinion généralement reçue. Dans un seul cas le sujet paraissait prédisposé par son état social : le malade de Donalies était propriétaire. Les autres professions indiquées sont : mécanicien, tailleur, orfèvre, cordonnier, cuisinière, voilier, graveur, soldat (d'infanterie).

La malade de Friedrich avait toujours habité la grande ville, et le malade de Taylor avait toujours habité Londres.

Il n'y a parmi ces malades, ainsi qu'on le voit, qu'un seul cultivateur qui ait pu être exposé à la contagion par les céréales. Tous les autres, par leur profession, habitaient la ville et pour eux les chances d'infection semblaient devoir être plus restreintes.

SYMPTOMATOLOGIE ET TYPES CLINIQUES DE LA MALADIE

Les symptômes de l'actinomycose du foie ne sont pas très caractéristiques ; ils varient notablement d'un cas à l'autre. Les symptômes locaux ne sont pas toujours très marqués, surtout au début. Souvent même l'affection hépatique paraît avoir passé inaperçue au milieu des phénomènes concomitants et n'avoir été reconnue qu'à l'autopsie. Quelquefois ce sont des phénomènes gastriques ou intestinaux qui prédominent.

D'autres fois, la maladie prend la forme d'une pyohémie, soit dès les premiers temps, soit après une marche moins aiguë de plus ou moins longue durée.

Nous reconnaissons, d'après ceci, à la maladie trois formes principales :

1° Une forme où les symptômes dominants occupent la région hépatique, forme hépatique ;

2° Une forme où les symptômes dominants se rapportent à l'estomac où à l'intestin, forme gastrique ou intestinale ;

3° La forme pyohémique.

FORME HÉPATIQUE

Tantôt on a affaire dès le début à un abcès du foie : dans le cas de Hœffner, abcès dans l'hypocondre droit ; dans le cas d'Ullmann, abcès étendu du rebord costal à l'ombilic ; tantôt l'abcès n'apparaît que plus tard : Dans le cas de Lüning et Hanau, tumeur dans le côté droit de l'abdomen, après deux mois abcès.

Dans le cas de Schartau, l'abcès siégeait sur le rebord costal gauche.

A l'autopsie on trouva deux abcès du foie, l'un du lobe

gauche communiquant avec un abcès cutané, l'autre du lobe droit dans l'intérieur de l'organe.

L'abcès du foie peut survenir brusquement avec de la fièvre comme dans le cas de Boari, ou être précédé de symptômes plus obscurs. Dans le cas d'Ève, tumeur et douleur de la région hépatique, augmentation sensible du foie qui dépasse les fausses côtes. La tumeur est prise pour une gomme. Quatorze jours plus tard, tumeur d'abord indolore qui devient douloureuse en grossissant. Elle se ramollit et on en fait l'incision. Le malade de Langhans avait des douleurs de la région épigastrique, une teinte subictérique (c'est le seul cas où nous relevions ce symptôme) et un gros foie non douloureux à la pression. Jusqu'à l'opération le diagnostic resta hésitant entre un abcès du foie et un échinocoque. Chez le malade de Taylor le début se fit par une tumeur de l'aine droite, quinze jours après une tumeur apparaît un peu au-dessus; la douleur était de caractère variable, il y avait de la constipation et l'appétit était conservé. Grosse tumeur qui remplit presque le flanc droit et dont la matité se continue avec celle du foie. Jusqu'à l'opération on pensa à une affection du foie. Le début fut également obscur dans le cas de Van der Strœten : douleur sourde dans le côté droit, au niveau et au-dessus des dernières côtes ; altération de l'état général ; température 39° le soir et 38° le matin ; la partie inférieure du thorax se bombe, surtout en un endroit limité qui devient douloureux. C'est la ponction en ce point qui fait faire le diagnostic.

Le malade de Langhans, celui de Taylor et celui de Van der Strœten souffraient de constipation.

Le malade d'Ulmann avait eu de la pérityphlite un an auparavant.

Celui de Lüning et Hanau une typhlite antérieure. Le malade de Langhans avait une maladie d'estomac datant de sa jeunesse. Celui de Taylor avait beaucoup souffert d'une indigestion avant sa maladie actuelle.

Il était constipé depuis six mois et avait eu un peu avant une attaque de coliques.

Le malade de Van der Strœten avait eu environ six mois auparavant une affection dont on ne peut préciser la nature et au sujet de laquelle le médecin avait prononcé les noms de typhlite et de fièvre muqueuse.

FORME GASTRIQUE ET INTESTINALE

Nous avons noté deux cas dans lesquels les symptômes gastriques attirèrent d'abord l'attention : celui de Langhans dont nous avons déjà parlé et que l'on a reconnu du vivant du malade après ponction, et celui de Bristowe. Dans ce dernier cas il s'agissait d'une jeune femme qui se plaignait de l'estomac depuis six semaines avant son entrée à l'hôpital. Son estomac lui semblait toujours rempli. Trois semaines après son entrée, elle ressentit une douleur aiguë dans le côté gauche, puis survinrent une pleurésie et de la péritonite. L'affection du foie ne fut reconnue qu'à l'autopsie.

Dans le cas d'Heller-Borgum, il s'agissait d'un homme atteint d'actinomycose depuis trois mois, il y avait un processus dysentérique étendu du gros intestin, il se fit trois abcès du foie et le malade succomba à une péritonite purulente causée par la rupture de ces abcès dans la cavité péritonéale.

Dans le cas de Friedrich, la maladie débuta par des vomissements, des douleurs violentes, un commencement d'inflammation du bassin. Il y avait de l'anorexie et de la constipation. Puis parurent des tumeurs de la paroi abdominale qui ne communiquaient pas avec les organes abdominaux. On en fit l'ablation en deux fois ; la première opération réussit bien, dans la seconde l'intestin fut lésé et il s'établit une fistule stercorale. La malade déclina rapidement à la suite d'un grand frisson accompagné de fièvre et de violentes douleurs dans l'hypocondre droit; la matité cardiaque augmenta. La mort survint dix jours après le frisson.

Nous rattacherons à la forme gastro-intestinale les cas où les phénomènes dominants siègent dans la région du cœcum et de l'appendice. Tels sont : l'observation VII de Barth, paratyphlite ; l'observation de Partsch, abcès périthyphlique; l'observation VIII de Barth, pérityphlite ; l'observation de Samter, paratyphlite (c'est l'observation II de notre thèse). Dans tous ces cas sauf celui de Barth (observation VIII), où l'on vit un abcès du foie du vivant du malade, le diagnostic de l'affection hépatique ne fut fait qu'à l'autopsie.

FORME PYOHÉMIQUE

La forme pyohémique n'apparaît pas d'emblée. Dans le cas de Hebb le malade avait souffert pendant un mois de douleurs dans les membres, de diarrhée, de vomissements et d'état fièvreux.

A son entrée à l'hôpital il présentait des signes d'induration des poumons et d'épanchement pleural pour lequel il fut ponctionné deux fois.

Peu après des symptômes de pyémie se développaient et le malade mourait.

La malade d'Israël, à son entrée à l'hôpital, souffrait depuis sept mois de douleurs dans les membres, accompagnées d'accès de fièvre presque journaliers, qui commençaient vers midi et finissaient le soir, avec des sueurs profuses qui persistaient toute la nuit. Comme anamnestique, on note un traumatisme de la paroi thoracique, où se développa plus tard une tumeur qui s'abcéda ; il se développa ensuite un grand nombre d'abcès en diverses régions du corps.

A l'entrée, température : 39°, pouls 114. Diagnostic: pyémie chronique. « L'examen du sang , dit l'auteur, est négatif. On trouve bien quelques grains isolés que l'on aurait pu prendre pour des microcoques, mais je n'accorde à cette circonstance aucune valeur diagnostique, parce qu'avec quelques grains isolés, on ne peut savoir ce que c'est. Je n'ai pas remarqué de granulation bien apparente des globules blancs. »

Courbe de température irrégulière ; un premier frisson six jours après l'entrée, un autre cinq jours après. Mort vingt jours après l'entrée.

Dans le cas de Boari, le malade mourut avec des phénomènes de pyohémie.

La classification que nous avons tenté d'établir n'a rien de fixe. Certains cas, ainsi qu'on a pu le remarquer, présentent une forme au début et une autre forme à la fin de la maladie.

D'autres cas ne peuvent pas rentrer facilement dans cette classification.

Tel est le cas rapporté par Donalies, où l'on crut avoir affaire au début à une inflammation du cœcum puis à une inflammation des poumons.

On a noté assez souvent de la constipation : Friedrich, Israël, Boari, Langhans, Taylor, Van der Strœten. La diarrhée est notée dans deux cas de Zemann, et dans le cas d'Ullmann, dans le cas de Van der Strœten, les derniers jours.

On a trouvé de l'ascite dans le cas d'Ève, de l'ascite et de l'œdème des pieds dans le cas de Van der Strœten.

La mort arrive souvent par épuisement à la suite de la suppuration prolongée comme dans les cas de Donalies, deuxième et troisième de Zemann, d'Ève, de Langhans.

Le malade de Taylor mourut presque subitement avec du délire.

La mort peut être encore le résultat de la pyohémie comme dans les cas d'Israël, Hebb, Boari.

Enfin elle peut résulter d'une complication telle qu'une péritonite généralisée (cas de Partsch) ; la rupture de l'abcès du foie dans le péritoine (Heller-Borgum). La mort fut causée par une péritonite, après perforation du rectum, dans un cas de Samter. Dans l'observation de Kimla, nous notons : « Ouverture d'un gros abcès du foie sous le diaphragme et dans la cavité pleurale droite, Pyothorax. » si la mort n'a pas été causée directement par cette complication, elle a dû au moins en être hâtée.

Complications. — Voici les principales complications que nous avons remarquées :

Appendicite : trois fois. Observation VII de Barth, observations de Harley et de Ransom.

Pérityphlite : Observation VIII de Barth.

Parathyphilite : Observation de Sammter.

Péritonite : cinq fois. Observations de Partsch, Vassi-
lieff, Heller-Borgum, Samter, Bristowe.

Pleurésie : cinq fois. Vassilief, Hebb, Boari, Bristowe,
Van der Strœten.

Pyothorax : Kimla.

Abcès du poumon : cinq fois. Observations de Lüning
et Hanau, de Zemann, Boari, Taylor, Moser.

Pneumonie : Observation de Hebb.

Tuberculose pulmonaire : Observation de Friedrich.

Envahissement de la colonne vertébrale par l'actinomycose : Observation de Donalies.

Fistule stercorale : Observations de Zemann et de
Friedrich.

On trouve de l'actinomycose du rein dans trois cas :
observations d'Israël, de Van der Strœten, deux de Zemann.

La rate est envahie deux fois : Observations d'Israël et de
Moser ; l'utérus et les annexes deux fois : Observation IV
et V de Zemann.

On trouve un abcès du psoas dans l'observation d'Uskow
et un épanchement péricardique dans l'observation de
Friedrich.

Diagnostic. — Le diagnostic de l'actinomycose du
foie ne nous paraît pas très facile à établir. On pourra y
songer si le malade a un gros foie et n'est ni syphilitique
ni atteint de cyrrhose hypertrophique et n'a pas habité
les pays chauds. Ce n'est qu'à l'apparition d'un abcès et
par la ponction exploratrice que le diagnostic pourra
être assuré.

G. ARIBAUD. 9

Si les phénomènes prédominants semblent se rapporter à une maladie de l'estomac et de l'intestin le diagnostic sera encore plus difficile. Pourtant si les symptômes ne paraissent pas pouvoir se rapporter facilement à une affection déterminée du tube digestif, on pourra songer à l'actinomycose intestinale et explorer soigneusement le foie pour rechercher les complications possibles du côté de cet organe.

Il est à remarquer qu'un certain nombre des malades dont nous rapportons l'observation avaient souffert antérieurement d'affections de forme indéterminée pour lesquelles on n'avait pu faire de diagnostic précis.

Si le malade se présente d'emblée avec une pyohémie, il sera impossible de diagnostiquer l'actinomycose. Ce n'est que d'après les antécédents que l'on pourra y songer.

Quelle que soit la forme que revêt la maladie, il n'y a que la ponction d'un abcès du foie qui permette de faire sûrement le diagnostic. Si l'on trouve l'actinomyces, le diagnostic est certain. Si on ne le trouve pas, nous avons vu que ce n'est pas une raison pour rejeter absolument le diagnostic d'actinomycose.

TRAITEMENT

Des nombreux traitements que l'on a essayés, nous voyons qu'aucun n'a eu de grands résultats dans l'actinomycose du foie. Le traitement par l'iodure de potassium, les injections d'acide phénique et de bleu de méthylène les cautérisations profondes avec thermo-cautère, n'amélioraient pas l'état du malade de Boari. De même l'iodure de potassium dans le cas d'Ève.

La lymphe de Koch n'a pas d'effet sur l'actinomycose d'après Friedrich.

Le traitement devra consister, croyons-nous, à relever autant que possible l'état général par la nourriture et les toniques ; on pourra donner de l'iodure de potassium malgré son peu de succès dans les cas que nous citons, ce médicament ayant donné des résultats dans d'autres localisations de la maladie ; l'opium est indiqué en cas de douleurs violentes.

On traitera la constipation, si elle existe, par des purgatifs.

Le véritable traitement est le traitement chirurgical dès qu'il y a formation d'abcès. L'ouverture des abcès a amené une amélioration momentanée dans les cas de Boari, Langhans, Van der Strœten.

D'après notre statistique, on ne devra pas trop compter sur une guérison définitive, puisque tous les cas que nous avons réunis se sont terminés par la mort. Certaines complications, telles que la rupture de l'abcès du foie dans la cavité péritonéale, ou l'apparition de la pyohémie rendent encore le pronostic plus sombre en hâtant l'issue fatale.

CONCLUSIONS

L'actinomycose du foie, dont nous avons rassemblé trente cas, n'est peut-être pas si rare qu'on le croit généralement.

Elle n'est pas primitive généralement. Les cas que l'on pourrait considérer de prime abord comme primitifs paraissent souvent secondaires à un examen plus approfondi. Nous ne trouvons que deux cas où l'on n'ait pas de raison de considérer l'actinomycose du foie comme secondaire et dans ces deux cas les observations étaient incomplètes.

L'âge des malades varie entre onze et soixante ans, mais le plus grand nombre est entre vingt-deux et cinquante.

Les sujets atteints ne semblaient pas prédisposés à l'infection par leur profession.

On peut reconnaître à la maladie trois formes principales : hépathique, gastro-intestinale, pyohémique.

Le pronostic est des plus sombres,tous les cas que nous connaissons ont été mortels.

Un seul traitement a apporté une amélioration certaine quoique momentanée, le traitement chirurgical.

INDEX BIBLIOGRAPHIQUE

BAUMGARTEN. . . . . .   Lehrbuch der pathologischen Mykologie Brunschweig. — *Harold Bruhn,* 1890.

BOARI . . . .   Un cas d'actinomycose primitive du foie chez l'homme *(Il Policlinico,* 1897, nº 1), *Presse médicale,* 1897.

L. BÉRARD . . . . . .   De l'actinomycose humaine. — *Gazette des hôpitaux,* 29 février et 7 mars 1896.

BRISTOWE ET HARLEY. .   Two specimens of actinomycosis of the Liver *Saint - Thomas'hospital Reports,* news series XIV.

BRODIER . . . .   Actinomycose. — *Traité de chirurgie* de A. Le Dentu et P. Delbet.

CHOUX . . . .   Étude clinique et thérapeutique de l'acti-nomycose. –- *Archives de médecine,* 1895.

DONALIES. . . . . . .   Die Aktinomykose des Menschen. — Halle, 1894.

ÈVE . . . .   Actinomycosis of the Liver. – *British medical Journal,* 1889.

FRIEDRICH. . . . . . .   Tuberculin und Aktinomykose. — *Deutsche Jahrbericht für Chirurgie.* 1896.

GRILL. . . . .   Ueber Aktinomykose des Magens und Darms beim Menschen. — *Beitrage zur klinis-chen Chirurgie,* 1895.

HINGLAIS . . . .   Essai sur l'actinomycose appendiculo-cœcale, thèse de Lyon, 1897.

HEBB. . . . .   A Case of actinomycosis hominis by R. G. Hebb (communicated by Dʳ Sturges). — *British medical Journal,* 1885.

ISRAEL . . . . Neue Beobachtungen auf dem Gebiete der Mykosen des Menschen, von Dr James Israel. — *Wirchow'sArchiv*, 1878.

KORANYI . . . . Zoonose (in specielle Pathologie und Therapie herausgegeben von prof. D' Hermann Nothnagel). Wienn, 1897.

LANGHANS. . . . . Correspondentz Blatt fur Sc hveizer Aerzte, juin 1888.

LANGSTEIN. . . . . Die Aktinomykose des Menschen. — Prager medizinische Wochenschrift, janvier 1895.

MOSER . . . . Actinomykosis of the Liver, by William Moser. — *The New-York medical Journal*, 11 août 1894.

PAWLOWSKY ET MAKSOUTOW. — Sur la phagocytose dans l'actinomycose. — *Annales de l'Institut Pasteur*, 1893.

K. PARTSCH. . . . . . . Die Aktinomykose des Menschen. Volkmans Sammlung Klinischer Vortrage. — *Chirurgie*, n° 95.

PONFICK (cas de Zemann) Pflanziche und thierische parasiten, Jahresbericht ueber die Leistungen und Fortschritte in der gesammten medicin, 1883, 1er Band.

TAYLOR . . . . A Case of actinomykosis of the Liver and Lungs. — *Guys'Hospital Report*, XLIII.

VAN DER STRŒTEN . . . Contribution à l'étude de l'actinomycose de l'homme. — *Bulletin de l'Académie royale de médecine de Belgique*, 1891.